彩色圖解保健 4

去除慢性疼痛與痠痛之書

腰、膝、腳的疼痛

實整形外科院長
鈴木　實／主編
林 碧 清／譯

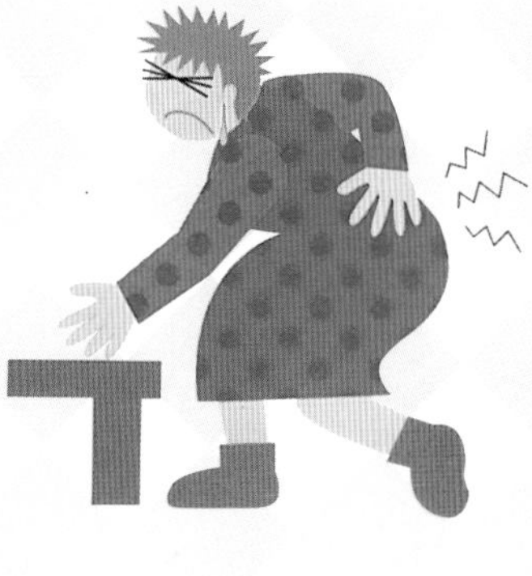

品冠文化出版社

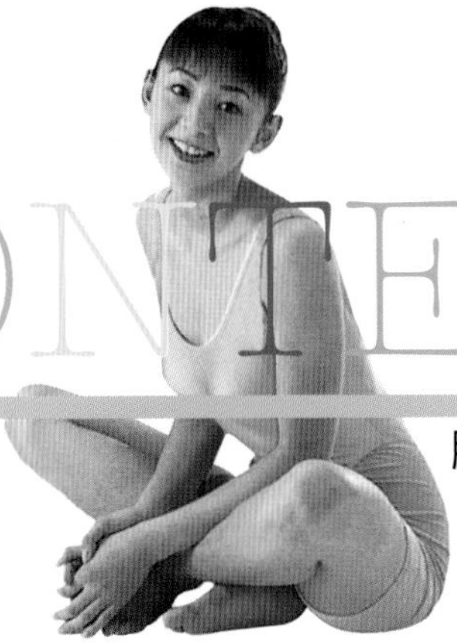

CONTENTS

腰、膝、腳的疼痛●目錄

●指導人士（敬稱省略・順序不同）
實整形外科院長 鈴木實
針灸東洋院院長 竹之内診佐夫
東京衛生學園專門學校講師 竹之内三志
（社）靜岡縣針灸按摩師會會長 今江益
瑜伽研究指導家 栗田敬子

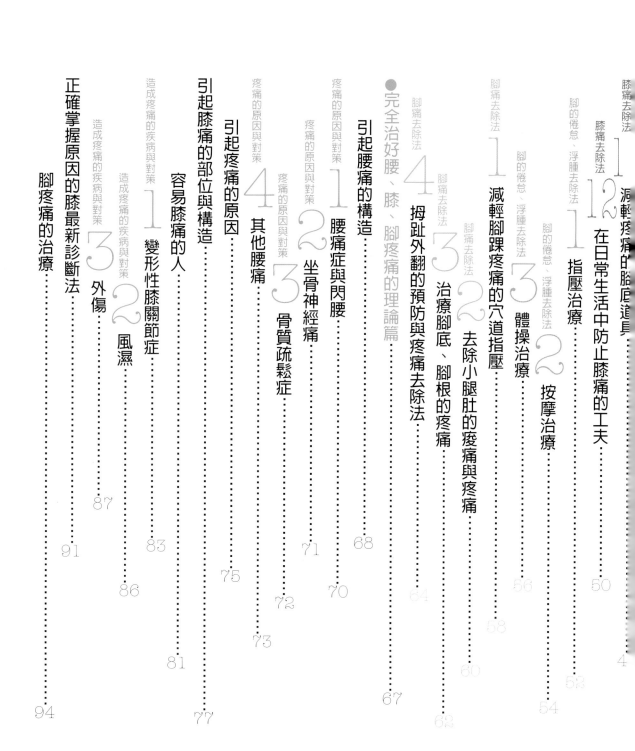

前言

提到整形外科，大家會以為是處理美容整形的問題，但是像頸部疼痛、肩膀痠痛、腰痛、膝痛等疼痛的疾病，或是骨折、扭傷、撞傷、揮鞭式損傷等，以及風濕等各種關節炎患者也很多。

其中僅次於腰痛的就是膝痛。一般雜誌刊載膝痛相關報導時，甚至比腰痛引起更大的迴響，可說潛在有膝毛病的人非常多。

一旦膝痛，可能會懷疑是風濕，但對中高年齡層而言，較多的是因老化引起「變形性膝關節症」。

膝以少許部分支撐整個身體體重，先天條件不良。在平地走路時，體重三倍的力量加諸於膝關節，上下樓梯時則是七倍。身體關節中，活動最複雜的就是膝關節，不僅有屈伸動作，在停止動作時也具有剎車的作用，真是活躍的大車輪。

年輕精力充沛時，能輕鬆進行劇烈運動，但隨著老化的波濤到來，就不再輕鬆了，膝關節會逐漸衰弱或變形。變形性膝關節症，是因變形造成膝疼痛或關節積水的疾病。中高年齡層的人不管是誰，都抱著膝疼痛的炸彈。

目前以運動來保護健康的情形增加了，但勉強運動導致膝受損的人也增加很多。

這類的膝痛無法交由醫生來克服。利用注射方式或理學療法的確可以暫時緩和疼痛，但為了杜絕疼痛生活，必須消除肥胖，以及強化膝的肌肉，而減輕膝負擔的生活法也是必要的。

在家裡實行生活法，因而治好膝痛的人不少，但是知道這種方法的人卻很少。原因之一是，關於膝的資訊太少了。

本書包括在家裡可以進行的膝痛治療法，以圖片簡單明瞭地說明，並且於後半部的理論篇中詳細解說膝的構造與疾病，以及可以努力的事情。這些全都是今天就可以開始實行的方法。

此外，與膝密不可分的，就是腰與腳。

腰痛是日常生活造成的，可說是以兩隻腳生活的人類的宿命病。腰痛大都是因為運動不足或疲勞造成的，而大家較擔心的因背骨異常導致腰痛的情形並不多見。

要防止腰痛，平常就要多運動，以強健腰部肌肉。保持正確姿勢也很重要，而且一定要好好鞏固做為基礎的腳。膝痛時無法挺直背部走路，腰的負擔更大。因腰痛而採取不自然的姿勢時，也會增加膝的負擔。

此外，很多人因為鞋子而損害了腳，本書同時介紹腰痛、膝痛、腳痛的治療法。

腰痛、膝痛頑固持續下去、逐日惡化時，有可能是骨骼疾病或其他疾病造成的，這時必須接受整形外科專門醫師的診察，實行家庭療法。

鈴木實

1 熱敷治療

慢性腰痛是因為腰的肌肉緊張或瘀血而造成的，只要熱敷這個部分，去除肌肉的痠痛，促進血液循環，就能緩和疼痛。

在此介紹利用家庭用具，簡單有效的腰熱敷方法。

熱敷的部位

腰的一部分疼痛時，也要從腰的上部到臀的上部廣泛熱敷。

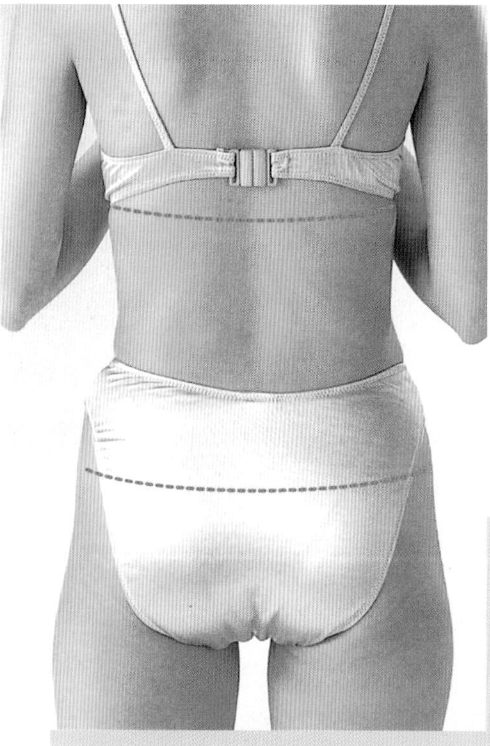

使用熱毛巾

①將毛巾浸泡在水中，然後擰乾水分，準備好熱毛巾。戴上塑膠布和橡皮手套來進行，就可以輕鬆地擰乾毛巾，不必擔心燙傷。

②俯臥，將熱毛巾蓋在腰的上部到臀的上部之範圍，同時下面要墊1～2片紗布。

腰一部分疼痛時，也要對從腰的上方到臀的上方進行廣泛的熱敷。

③熱毛巾降溫到不會造成燙傷時，將毛巾對摺或三摺，鋪在紗布上。

④然後蓋上塑膠布，避免毛巾溫度降低。

⑤毛巾冷了之後，再次浸泡在熱水中做成熱毛巾。

這樣的方式熱敷患部20分鐘，就能促進血液循環，緩和疼痛。一天熱敷2～3次即可。

俯臥時，若腰疼痛，就採仰躺、膝直立方式，以同樣要領在腰下敷上熱毛巾。

無法俯臥的人

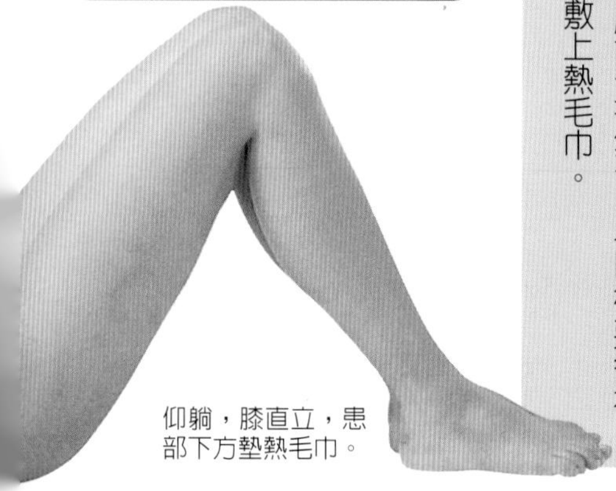

仰躺，膝直立，患部下方墊熱毛巾。

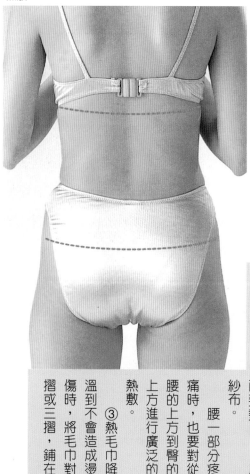

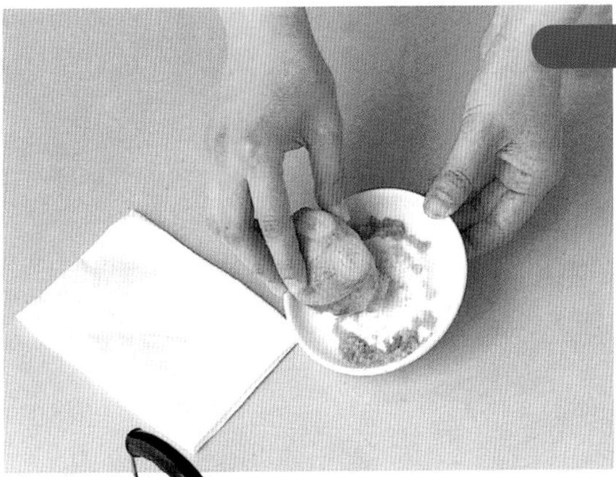

薑濕布療法的作法

1 200g的老薑擦碎，放入棉布袋裡，再放入1ℓ滾水煮2~3分鐘。

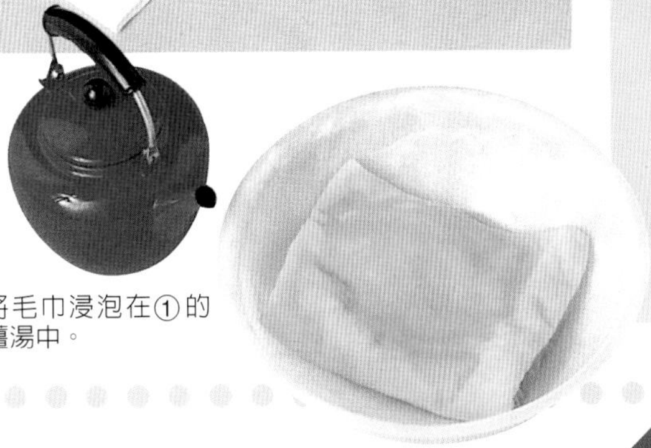

2 將毛巾浸泡在①的薑湯中。

薑濕布療法

做熱毛巾時，使用生薑煮汁，更能提高保溫力。滾水的熱加上薑的萃取劑，能刺激皮膚，促進患部血液循環。

①二〇〇g的老薑擦碎，放入棉布袋裡，再放進1ℓ滾水中，煮2～3分鐘。

②將毛巾浸泡在①的熱水中，擰乾水分，按照使用熱毛巾的要領，進行溫濕布療法。

準備熱毛巾，從腰部到臀部廣泛地熱敷，薑濕布療法也有效。

使用吹風機

吹風機能輕易溫熱患部，非常方便，但因熱度容易冷卻，所以不要直接溫熱患部，要隔著衣服來保持溫熱。

①在距離患部20～30cm處，用吹風機的熱風吹患部。

②感覺太燙時，就拿開吹風機。反覆進行3～5分鐘，溫熱腰到臀的上部範圍。

③最後，衣服被吹風機吹熱時，熱殘留在衣服上，能提高保溫效果。

（竹之內）

使用熱毛巾

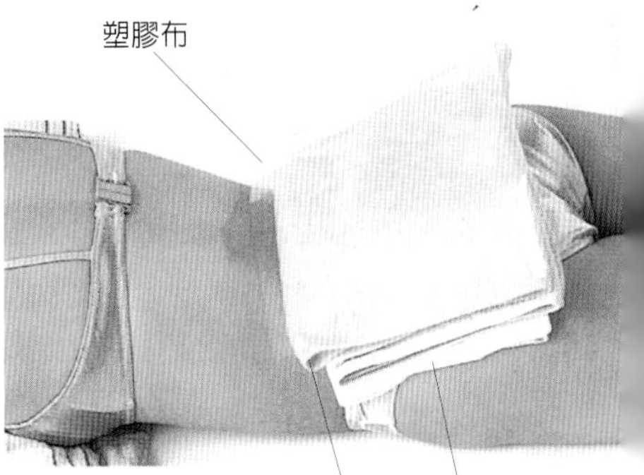

將毛巾對摺或三摺，使用2～3條。

使用吹風機

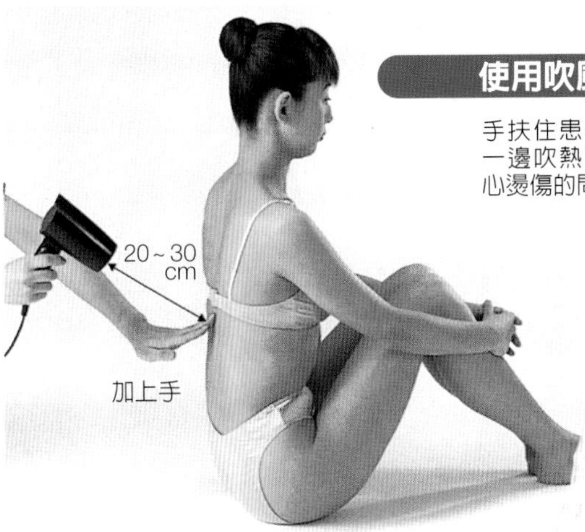

手扶住患部，一邊觀察一邊吹熱風，就不必擔心燙傷的問題了。

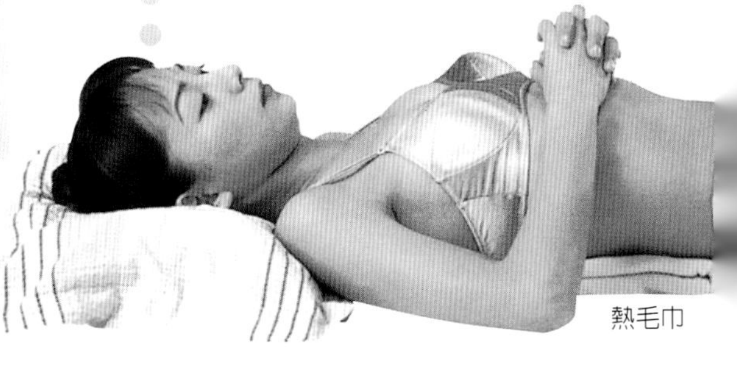

2 指壓治療

腰痛去除法

指壓腰時，側躺，腳彎成く字形，請別人為你按壓。

腰感到痠痛、疼痛時，我們會自然按壓腰的周圍，加以揉捏。按壓時可以緩和疼痛，此時感覺最舒服的地方，就是東方醫學所說的穴道。

穴道在東方醫學中，是身體的調整點，能促進血液循環，放鬆肌肉的痠痛，有緩和疼痛的效果。

腰的穴道

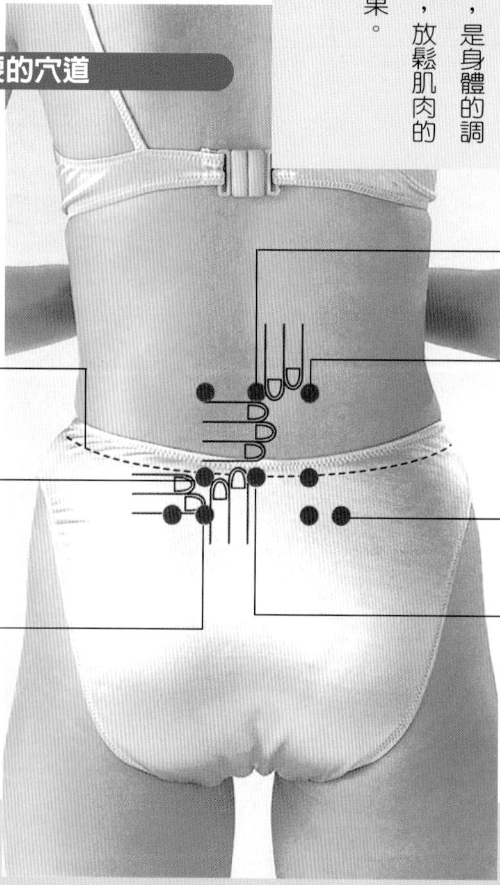

命門
距離腰陽關3根手指寬上方、背骨陷凹處
腎俞
距離命門2根手指寬外側
腰兩側突出骨（髂骨稜）的連結線
大腸俞
距離腰陽關2根手指寬外側
腰眼
臀部陷凹處
關元俞
連結髂骨稜的線下方2根手指寬處、距離背骨2根手指寬外側
腰陽關
連結髂骨稜的線與背骨交叉處

腰 穴道找尋法

腰陽關……背骨上的穴道，在腰兩側。男性褲子皮帶處附近有骨的突出處（髂骨稜），而兩條髂骨稜連結線與背骨交叉處就是腰陽關。此處最易引起腰痛，位在第4、第5腰椎之間，也是腰痛的特效穴。

命門……肚臍正內側，第2、第3腰椎之間的穴道。從腰陽關沿背骨向上時，相當於第二個陷凹處。如果找不到，只要想成距離腰陽關上方三根手指寬、背骨陷凹處即可。此穴道對胃腸障礙、內臟疾病造成的腰痛尤其有效。

腎俞……沿著背骨兩側粗大肌肉上方的穴道，在距離命門二根手指寬

腰 穴道找尋法

①接受指壓者側躺，腳彎成く字形。

②進行指壓者坐在背側，將體重置於拇指指頭上，先朝身體中心依序按壓單側穴道，數「1、2、3」時指壓，數「4」時放鬆力量。

③其次朝相反側躺，以同樣方式按壓相反側穴道。

自行按壓時，坐在椅子上，以拇指按壓穴道。或者手握成拳，夾在椅背和穴道之間，利用背部按壓拳頭。

（竹之內）

腰穴道找尋法

接受指壓者的腳彎成く字形，側躺。相反側穴道要朝相反側側躺按壓。
進行指壓者以拇指之外的4根手指扶住，用拇指指壓穴道。

＊圖片是為了讓大家易於了解穴道的位置，故採俯臥方式指壓。

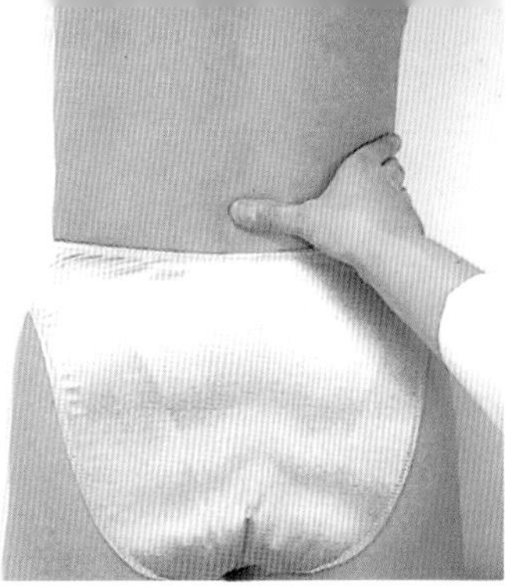

命門的按壓法

以拇指輕輕按壓骨與骨之間。

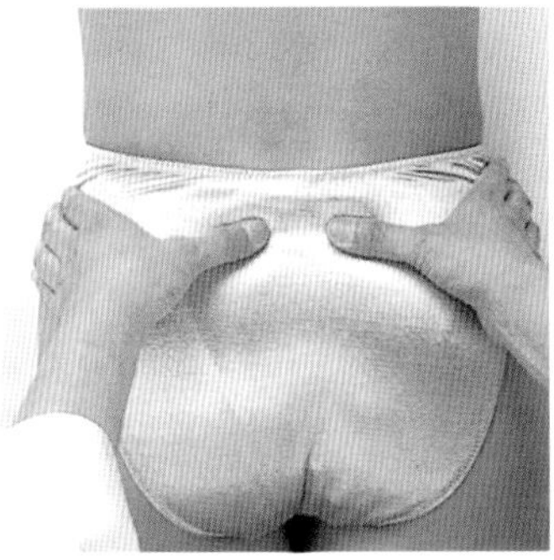

關元俞的按壓法

好像要驅散髂骨與腰椎之間僵硬處似地按壓。

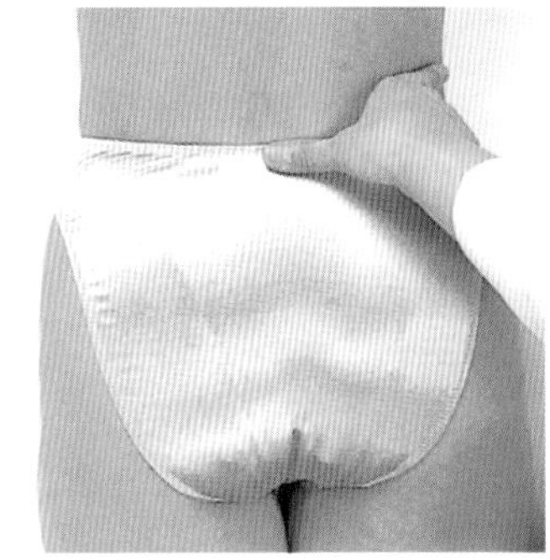

腰陽關的按壓法

用拇指之外的4根手指扶住，用拇指按壓穴道。

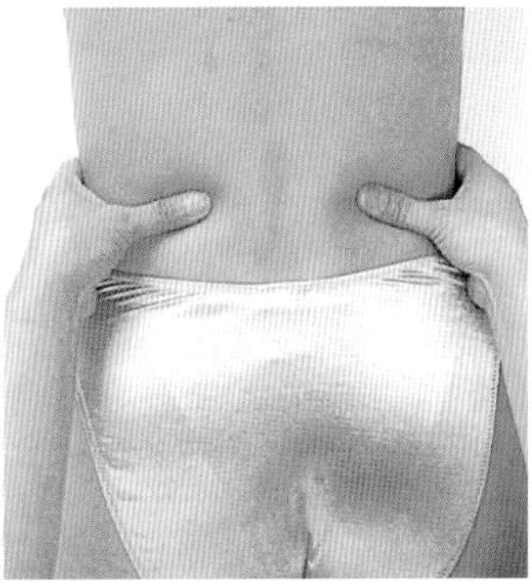

腎俞的按壓法

腎俞在腎臟正上方，不可用力按壓。

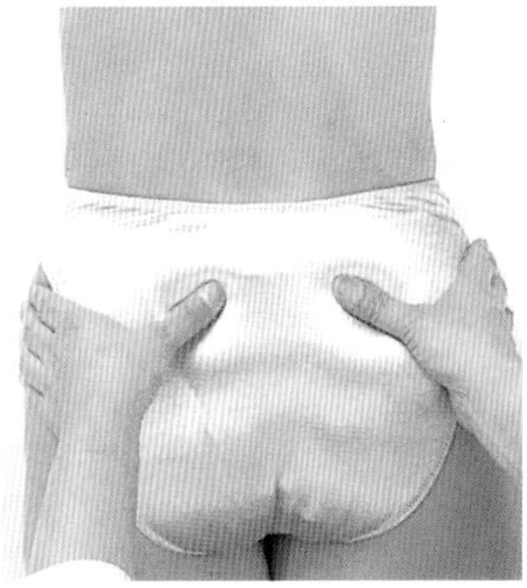

腰眼的按壓法

以感到舒服的程度按壓。

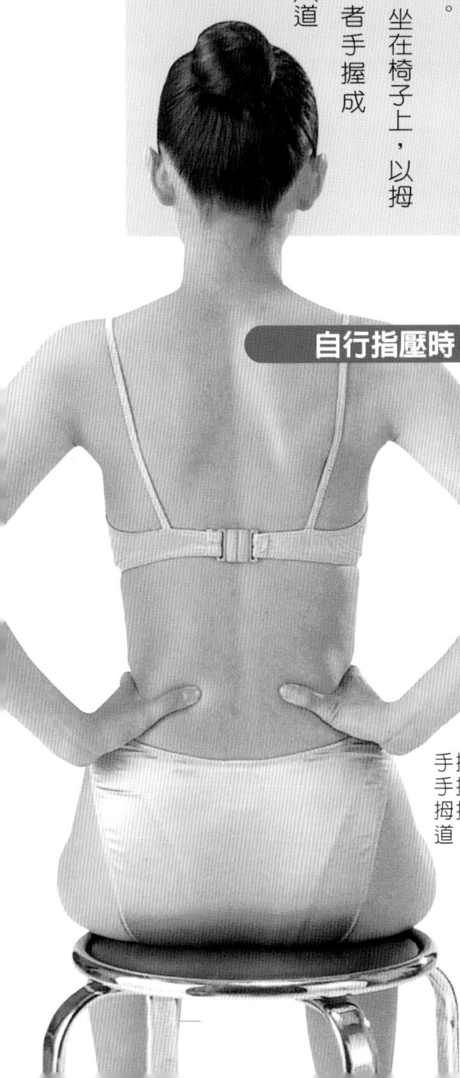

自行指壓時

手插腰，用手扶住，以拇指指壓穴道。

處外側，是對肌肉痠痛非常有用的穴道。腎俞正下方有腎臟，要避免強烈刺激。

關元俞……連結髂骨稜的線下方二根手指寬處，距離背骨二根手指寬外側的穴道。大腸俞（距離腰陽關二根手指寬外側）也要按壓。

腰眼……站起來時仔細看腰，在髂骨突出處下方有陷凹，這裡就是腰眼，按壓此處對因寒冷造成的腰痛有效。如果找不到陷凹處，就在腰陽關下方二根手指寬處、背骨三根寬外側的地方。

治療腰痛的腳穴道

不要用力按壓穴道，要以揉捏的方式壓10次。

治療腰痛，除了腰穴道之外，腳穴道的指壓也很重要。腳的活動與腰有密切關係，有自腰椎與骶骨分枝的神經通過。為了治療腰痛，有必要放鬆腳肌肉的緊張，促進血液循環。

東方醫學認為全身有肉眼看不到的能量流通路線（經絡），如果流通路線停滯，就會引起疼痛。腳穴道中有使經絡順暢、去除腰痛的穴道。

穴道的按壓法

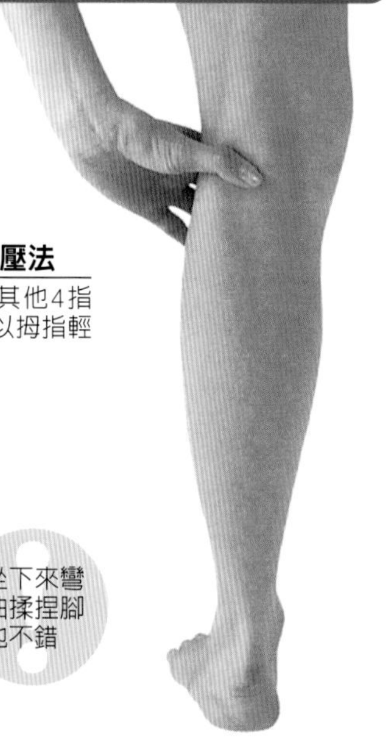

委中的按壓法
用拇指和其他4指抓住腳，以拇指輕輕揉捏。

坐下來彎曲揉捏腳也不錯

腳後側的穴道

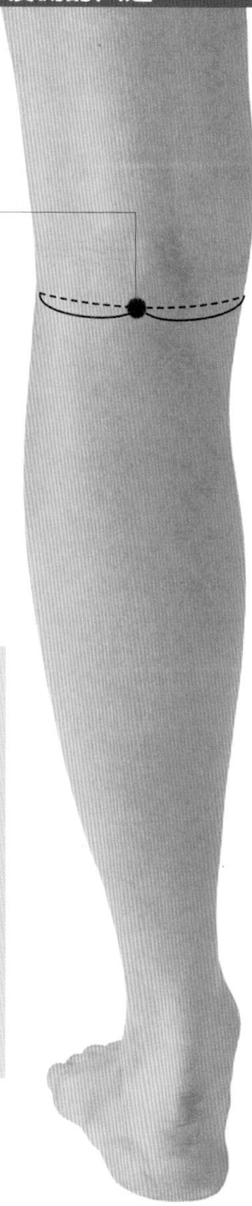

腳後側穴道及其按壓法

委中……膝內側橫紋中央的穴道，能觸到脈搏的跳動，可以以此來找尋。腰痛或背痛時，此穴道會有壓痛，是治療腰痛不可或缺的穴道之一。

進行指壓時，要將腳彎曲，去除緊張，用拇指按壓揉捏。這裡是神經和血管較淺處，所以用稍輕的方式指壓。

腳 內側穴道及其按壓法

太谿……內踝與跟腱之間觸摸到脈搏跳動處，對從腰到大腿內部的疼痛（跳痛）的腰痛有效。從腳跟側開始指壓。

中封……內踝前方、距離照海（內踝正下方的穴道。參考33頁）二根手指寬前方的陷凹處，按壓時有刺痛感。一翻身或回頭就會疼痛等與腰扭轉有關的腰痛，按壓此穴很有效。

腳內側的穴道

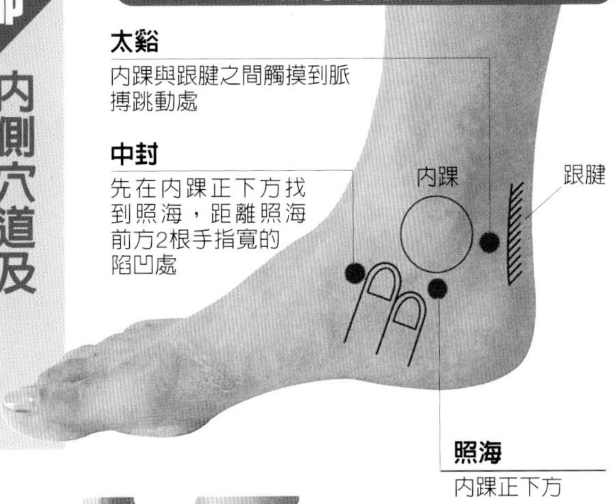

腳外側的穴道

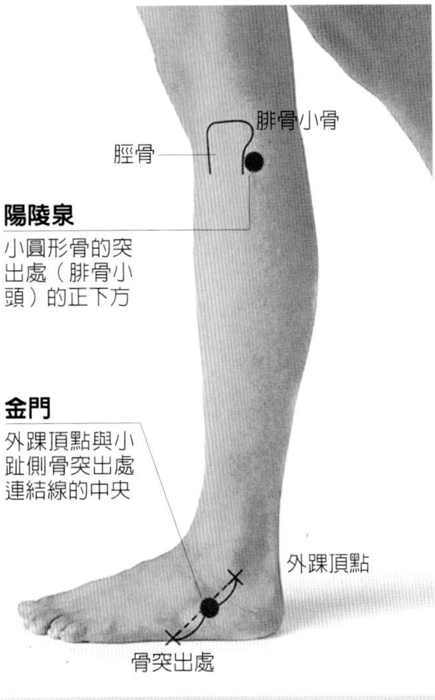

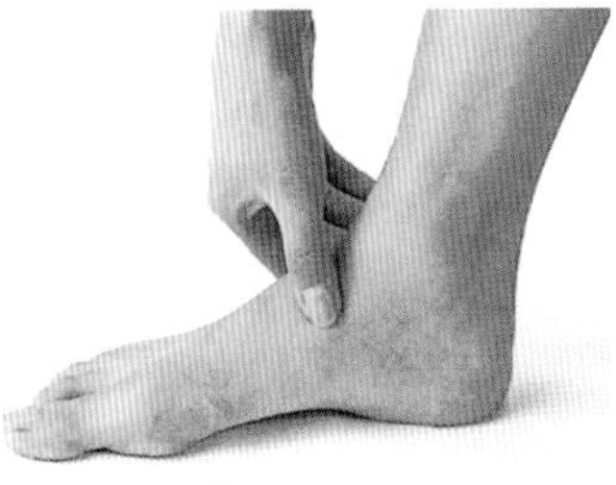
中封的按壓法
用拇指從腳背側按壓

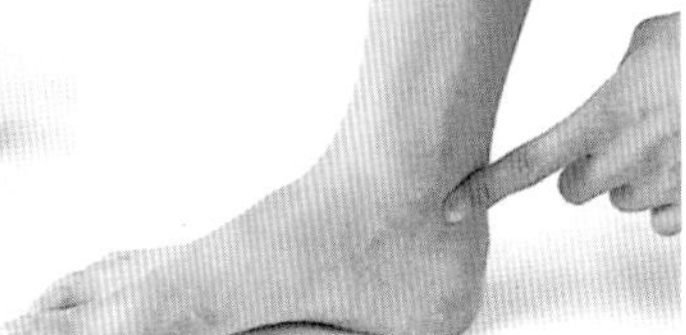
太谿的按壓法
從腳跟處按壓穴道

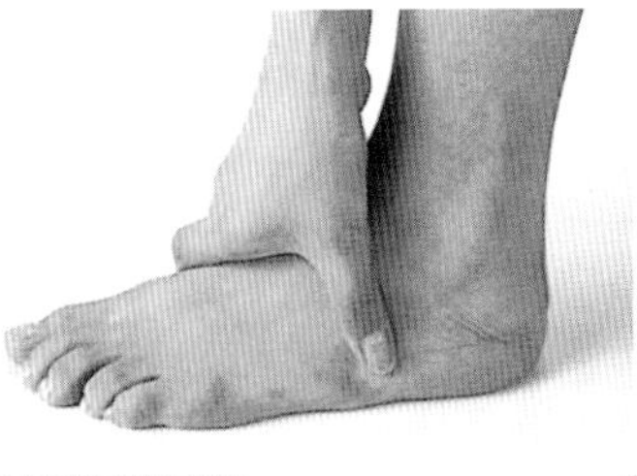
金門的按壓法
用拇指充分揉捏腳背側

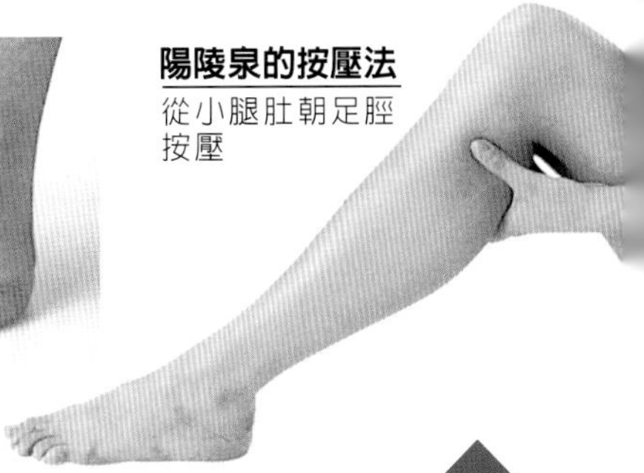
陽陵泉的按壓法
從小腿肚朝足脛按壓

腳 外側穴道及其按壓法

陽陵泉……在腳外側靠近膝內側部分有圓形骨的突出處（腓骨小頭）。按壓這骨的正下方，疼痛會傳到腳趾的地方，就是陽陵泉。從小腿肚朝向足脛的方向指壓，非常有效。對所有腳、腰疼痛都有效。

金門……在外踝下方的稍前方。指頭從小趾外側滑向腳跟時，在腳中央會觸摸到骨。這骨與外踝頂點連結線的中央、骨下的陷凹處就是金門穴。身體前後彎曲時會疼痛的腰痛，用拇指充分揉捏此穴道特別有效。

以上疼痛側穴道各按壓10次，而腳踝周邊有密集的肌腱和肌肉，不可以用力按壓。此外，也可以將十根牙籤用橡皮圈綁住，以牙籤頭的部分按壓穴道10～15次。

（竹之內）

4 按摩治療

腰痛去除法

按摩是從體外加諸刺激，放鬆肌肉的痠痛，促進血液循環。

腰的一側疼痛時，另一側不見得不疲勞，一定要對整個腰進行按摩，可以請家人為你按摩。

輕輕摩擦整個背部之後，要仔細揉捏背骨兩處陷凹處以及肌肉。

按摩準備的階段

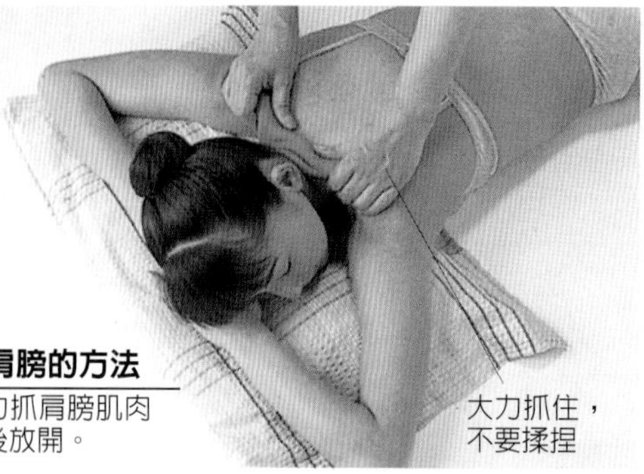

抓肩膀的方法
大力抓肩膀肌肉然後放開。

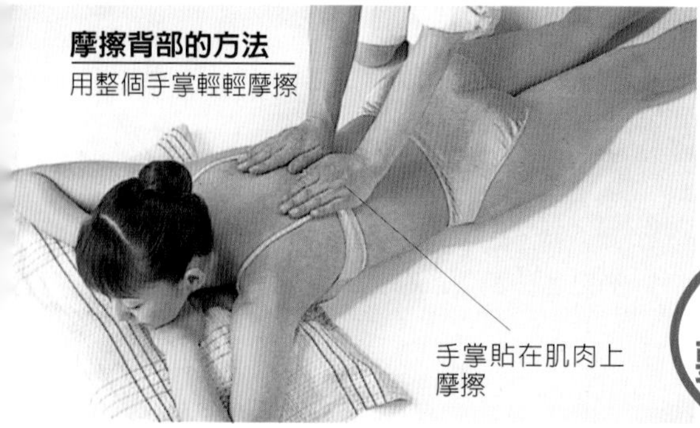

摩擦背部的方法
用整個手掌輕輕摩擦

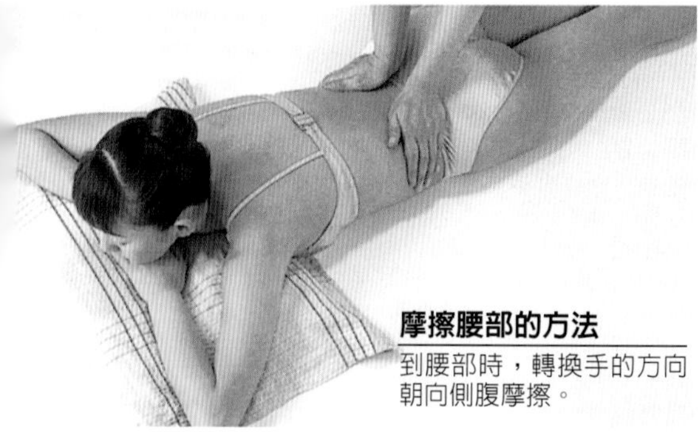

摩擦腰部的方法
到腰部時，轉換手的方向朝向側腹摩擦。

用手掌摩擦的方向

從肩膀到腰部，從上往下摩擦，到腰部時，朝左右外側方向摩擦。

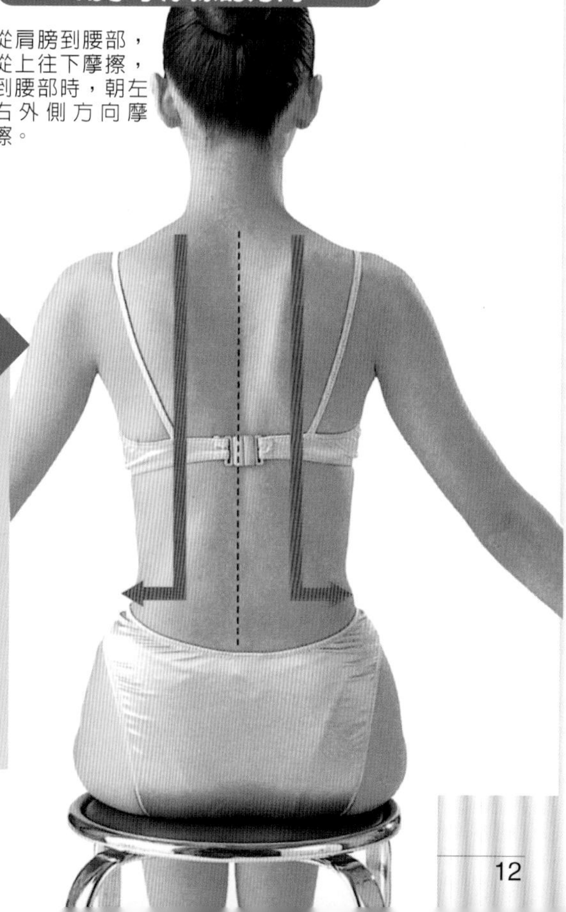

按摩的準備階段

為了使肌肉柔軟，容易接受刺激，因此用手掌輕輕按摩。

①接受按摩者俯臥，手在額頭或下巴處交疊。

②進行按摩者雙手大力抓住肩膀肌肉，用手掌摩擦背部直到腰部為止。秘訣是要輕揉，好像在摩擦皮膚似的。

③按摩到腰部左右時，雙手朝向左右，朝腰的側面摩擦。

④以上動作反覆進行10次。

按摩時使用拇指

準備妥當之後，進入真正的按摩。

沿著背骨兩側有粗大的肌肉，從此肌肉和背骨之間的陷凹處開始按摩。

⑤沿著背骨兩側的陷凹處，從胃的內側到腰部進行按摩。進行按摩者如圖片所示，左右拇指抵住不同的陷凹處。

⑥首先，左手拇指有如旋轉左側背骨陷凹處似地按壓揉捏。

⑦其次，用右手拇指按壓揉捏右側背骨陷凹處，不要太用力。

⑧每處按壓5～6次之後，慢慢朝腰部方向按摩，反覆進行6次。

⑨結束陷凹處的按摩之後，背骨兩側肌肉也以同樣要領按摩。

用拇指按摩的部位

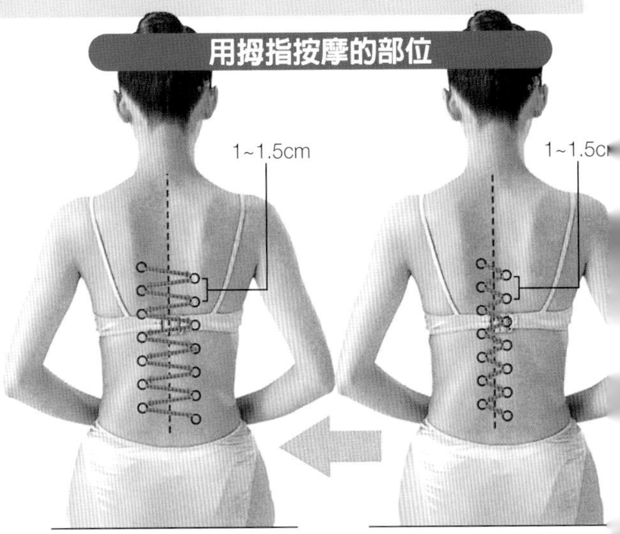

沿著背骨兩側陷凹處，從胃的內側到腰為止，左右交互用拇指按摩。

同樣的，背骨兩側的粗大肌肉也以拇指左右交互按摩。

拇指的移動方式

上下挪移，拇指抵住背骨左右，交互用力按摩。

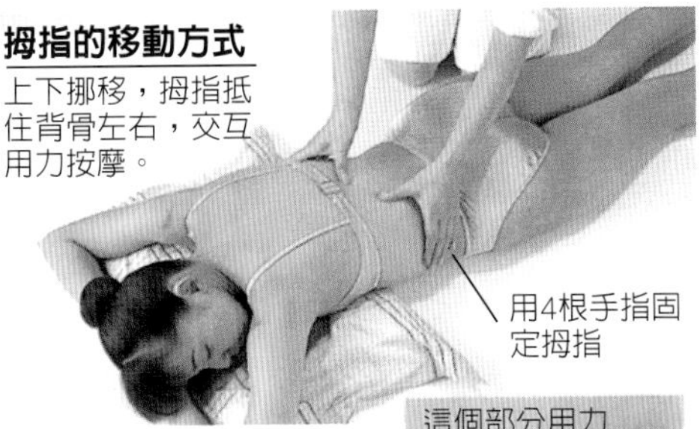

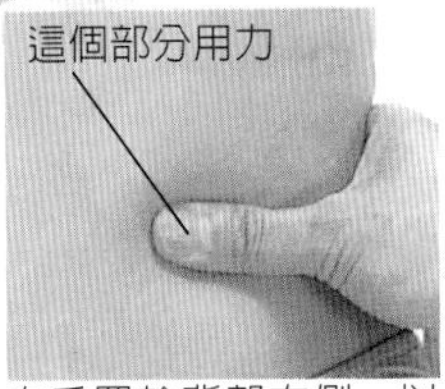

右手置於背部右側，以食指到小指的4根手指為支撐，固定拇指，朝外畫小圓 5～6 次。

按摩完成

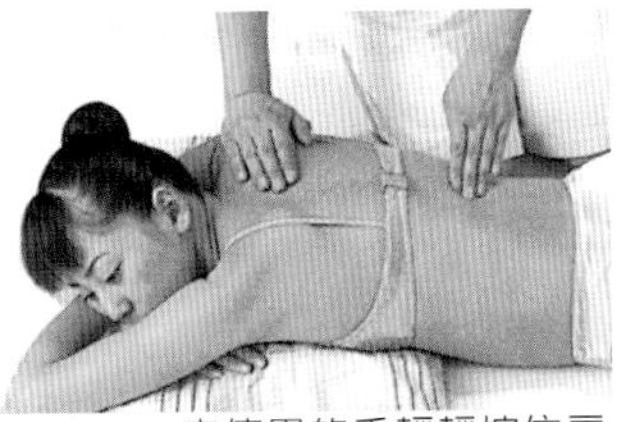

末使用的手輕輕按住肩膀，食指、中指、無名指3指併攏畫圓。

按摩完成

⑩接著，用三根手指指腹畫圓，從肩膀到腰部，按摩背骨的陷凹處。右側按過之後，左側也要按。

⑪肌肉上方也同按摩陷凹處的要領，用三根手指按摩。

⑫完成時，用手掌畫圓，同時按摩背骨側面的陷凹處及肌肉上方。皆以感覺舒適的強度為標準，反覆進行5～6處。

⑬最後，進行與準備階段同樣的按摩。起身時，要先側躺再起身。

此外，在腰和臀部交接處用拳頭輕敲也很有效。（今江）

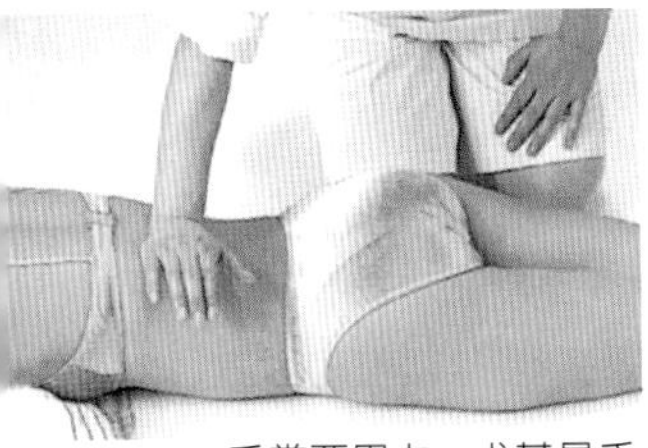

手掌要用力，尤其是手根部（手根部的膨脹處）。

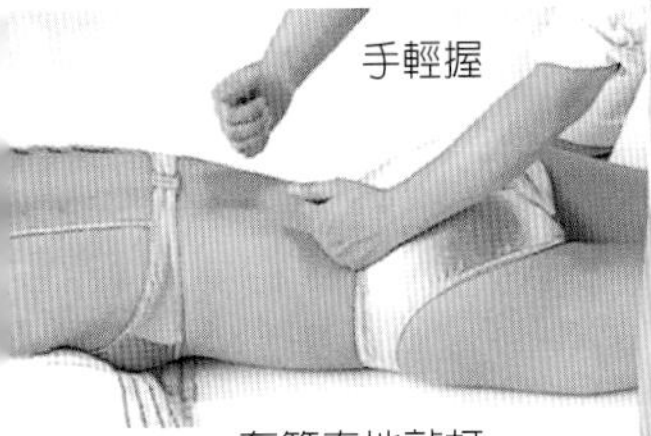

有節奏地敲打

按摩完成時進行的部位

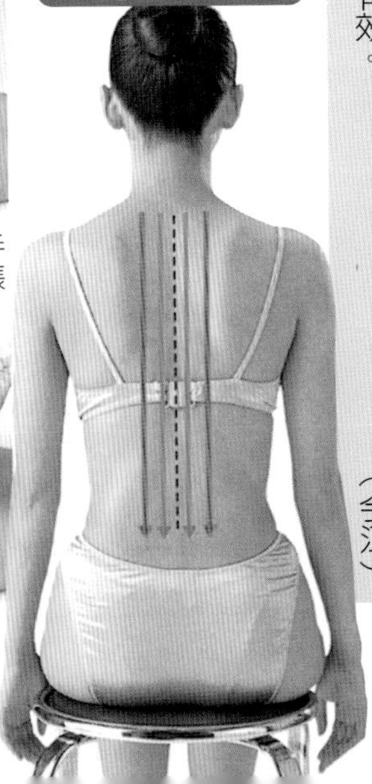

沿著背骨兩側陷凹處及肌肉，從肩膀到腰部輕輕按摩。

體操治療

腰痛也就是缺氧的腰部肌肉正在發出哀嚎，為了加以改善，可以做體操。體操可以伸縮肌肉，藉著收縮、放鬆的幫浦作用，促進血液循環，放鬆肌肉。

但事實上，在疼痛時很難活動身體。在此為各位介紹身體朝向不會感到疼痛的方向活動，同時可以治療腰痛的體操。

倒 兩膝

兩膝慢慢倒下，進行放鬆肌肉的體操。

①仰躺，兩膝直立。膝與腳踝併攏，手輕置於腹部上方。

②深呼吸，放鬆全身力量。

倒兩膝

1 仰躺，膝直立，放輕鬆。

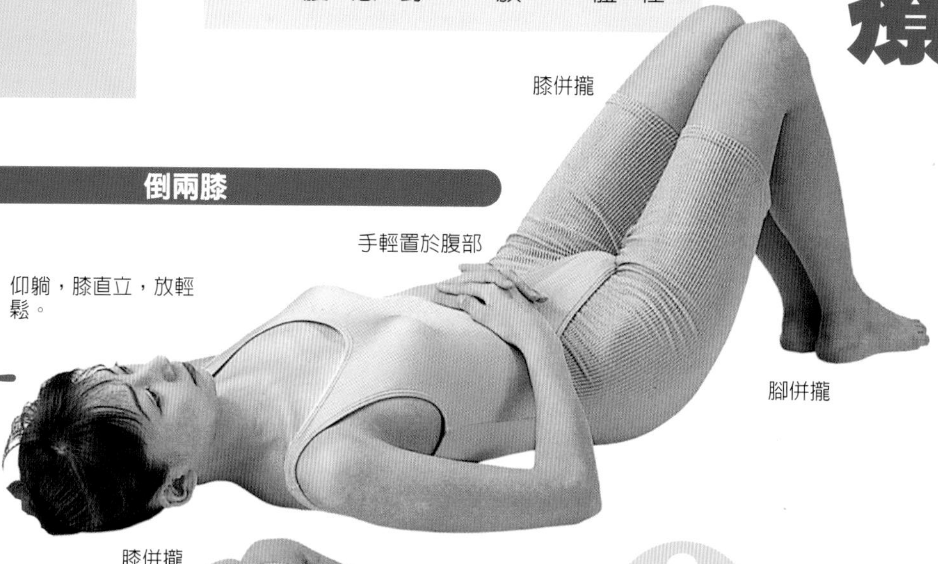

2 朝感覺舒服側，慢慢倒兩膝，靜止 3~5 秒鐘。

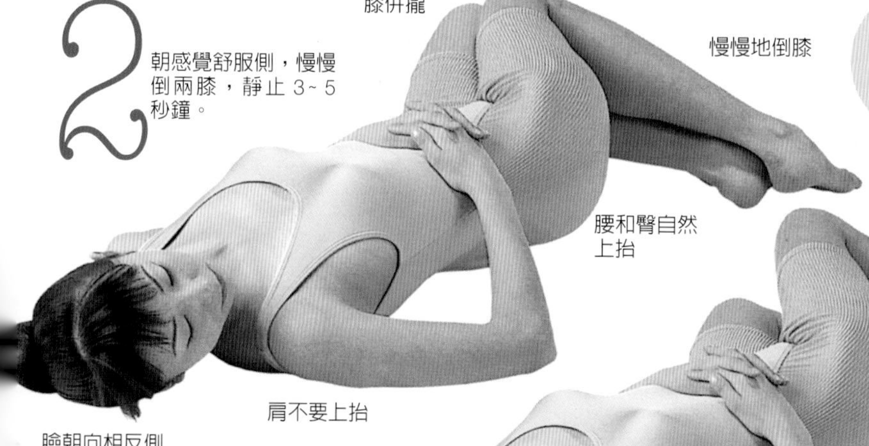

不要忘記放鬆肩膀以下的力量哦！

3 全身突然放鬆力量，休息 2 ~ 3 秒鐘。

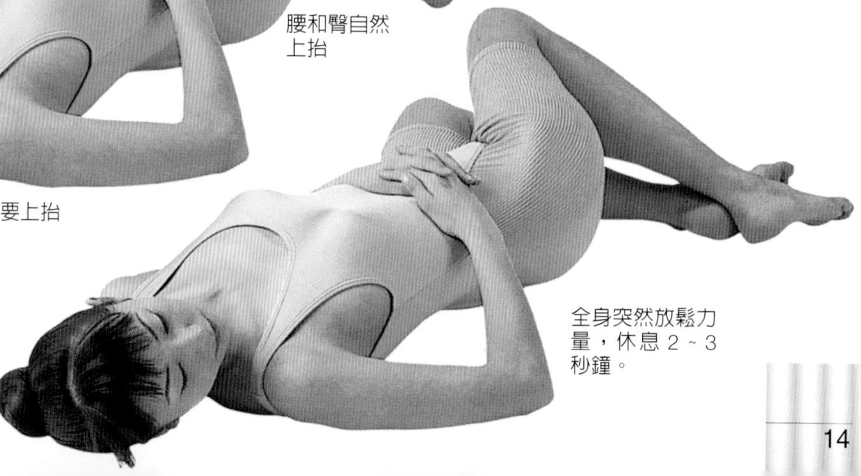

③接著，倒膝時找出舒服的方向。兩膝朝左右慢慢地倒，看哪個方向比較舒服或難過。應選擇不會疼痛、痛苦的方向做為治療動作的方向，倒下時若感到疼痛或有拉扯感，就要停下來。

④決定方向後，花5秒鐘的時間，慢慢地倒兩膝。臀部、腰部自然抬起，肩不可抬起。

⑤膝倒到感覺舒服處為止，停止3～5秒鐘。

⑥接著放鬆全身力量，保持脫力狀態。這時疼痛緊張的肌肉得到放鬆。

⑦保持脫力狀態2～3秒鐘，再次進行倒兩膝的動作。

身體僵硬的人，可以在地面和膝之間墊坐墊或大枕頭，以調整高度。藉著按壓坐墊來倒膝脫力，是很舒服的運動。

這個運動進行3～4次就能去除疼痛，矯正身體的歪斜，原先朝向痛苦方向的動作也能輕易進行。1天2次，早晚較好。

身體僵硬的人的倒兩膝動作

身體僵硬的人可以在地面和膝之間墊坐墊或大枕頭，以調整高度。以按壓坐墊的方式倒兩膝，放鬆力量。

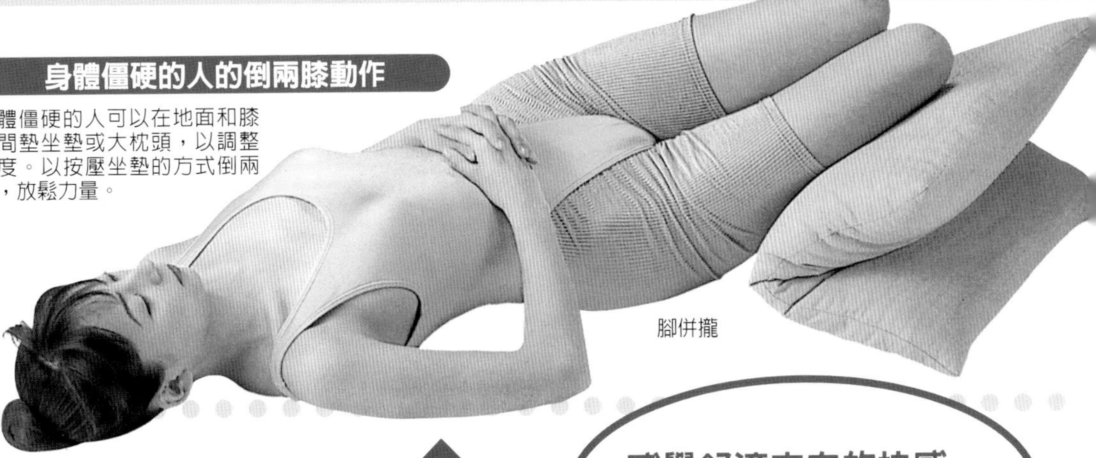

感覺舒適方向的快感，慢慢地活動身體。

伸腳跟

①仰躺，深呼吸放鬆身體。

②左右腳跟交互伸出，選擇感覺舒服側。

③感覺舒服側的腳跟，有如從腰部開始伸直似的，慢慢伸出。伸到不能再伸的地步，靜止3～5秒鐘，脫力、放鬆力量。

反覆進行3～4次。1天2次，早晚較好。（鈴木）

伸腳跟

伸直後感覺舒服側的腳跟整個伸直。

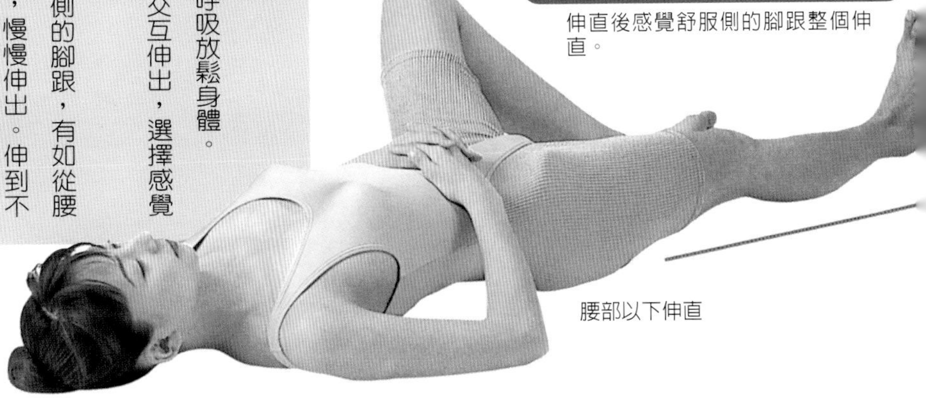

防止腰痛復發的體操

防範腰痛復發，必須強化與背骨有關的肌肉。慢性腰痛大都是因為運動不足造成肌力減退所引起的。

這裡要介紹腰痛的人也能毫不勉強進行的運動，每天都要做。如果想與頑固的腰痛切斷關連，「每天持續運動」最重要。

腹式呼吸

腹肌力量減退時，腰後仰強烈，成為腰痛的一大原因。腹式呼吸能鍛鍊腹肌，具有減輕腰部負擔的效果。

①仰躺，膝直立，雙膝併攏。腳打開，腳尖稍微朝內，形成八字形。手輕置於腹部上。

②好像完全吐出肺部空氣似的慢

腹式呼吸的姿勢

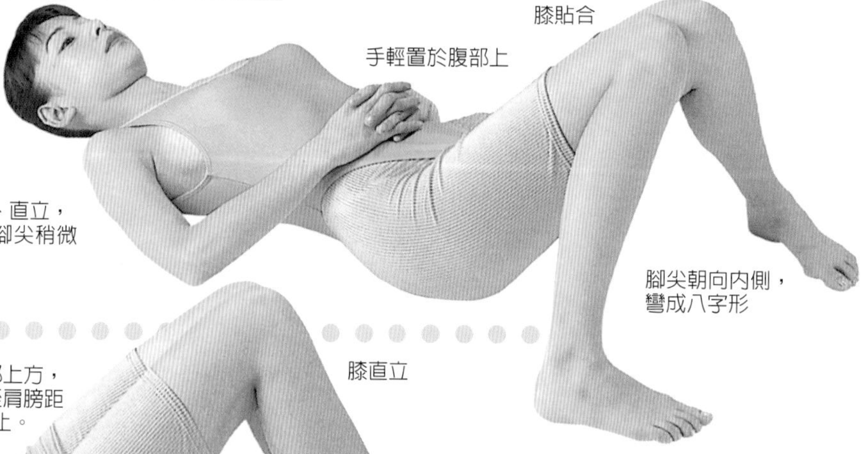
兩膝併攏、直立，
腳打開，腳尖稍微
向內。

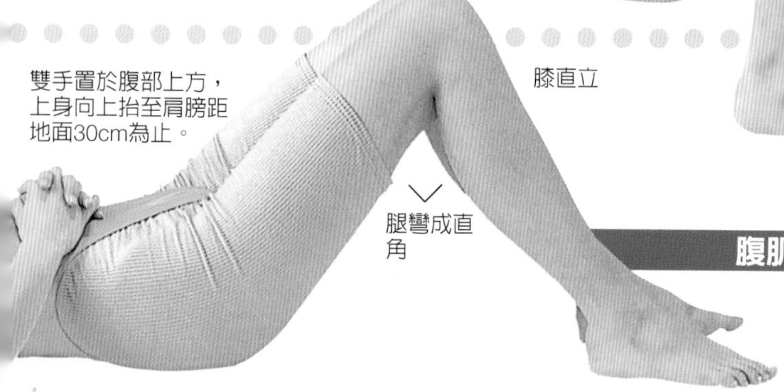

腹肌運動

腹肌運動

真正強化腹肌的運動。

①與腹式呼吸同樣的姿勢，手置於腹部上方，膝直立成直角。

②保持這個姿勢，慢慢抬起上身。不必完全抬起，只要上身抬到肩膀距地面30cm，好像要看肚臍似的，這才是鍛鍊腹肌的重點。

③保持這個姿勢5秒鐘，再恢復原來的姿勢。

這個運動的重點是慢慢做，一開始可能很痛苦，先做1～2次，習慣之後，次數增加為5～10次。

慢吐氣，直到腹部陷凹。

③吸氣時慢慢使腹部膨脹，同時吸氣。

以上動作可以藉著手在腹部上下移動來確認，反覆進行。吐氣時要花吸氣時兩倍長的時間，慢慢進行。

早晚躺在床上練習10分鐘，最後變成1分鐘進行2～3次規律的緩慢呼吸。

腹式呼吸不僅能強化腹肌，吐氣時也能自然放鬆背肌的緊張，是最適合去除背部痠痛的運動。

要防止復發，強化腹肌非常重要。體操一定要從膝直立的姿勢開始做。

抱膝運動

伸展僵硬收縮的背部肌肉，減輕腰部後仰狀態的運動。

①膝直立，仰躺，雙手抱住兩膝。這時大腿要盡量張開。

②保持這個姿勢，兩腿朝兩邊的腋下拉，做出看肚臍的姿勢。

反覆做10～20次。

抱膝運動

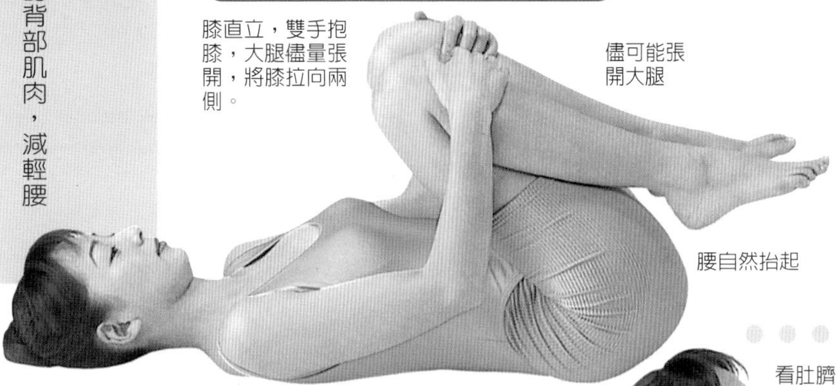

膝直立，雙手抱膝，大腿儘量張開，將膝拉向兩側。

＊好像看肚臍似的。

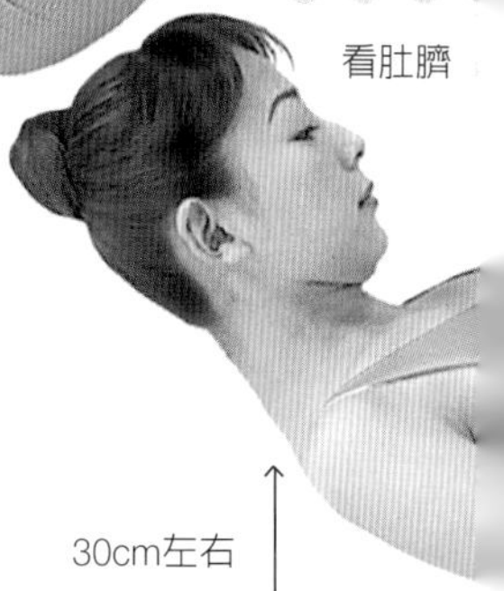

背肌運動

腰痛的人背肌力降低，而背肌運動讓人聯想到可能會使腰部後仰。勉強後仰腰部會有危險，在此介紹不會使腰部後仰的背肌運動。

①仰躺，雙腿打開如肩寬。

②兩膝輕輕彎曲，膝直立，腰抬起。這時手臂貼於地面，保持這個姿勢10～15秒鐘。

③然後腰放下，休息10秒鐘。

反覆做5次。

（鈴木）

背肌運動

仰躺，兩膝輕
彎曲，膝直立
的抬起腰來。
個動作靜止10
15秒鐘之後，
下腰，休息10
鐘。反覆做5次

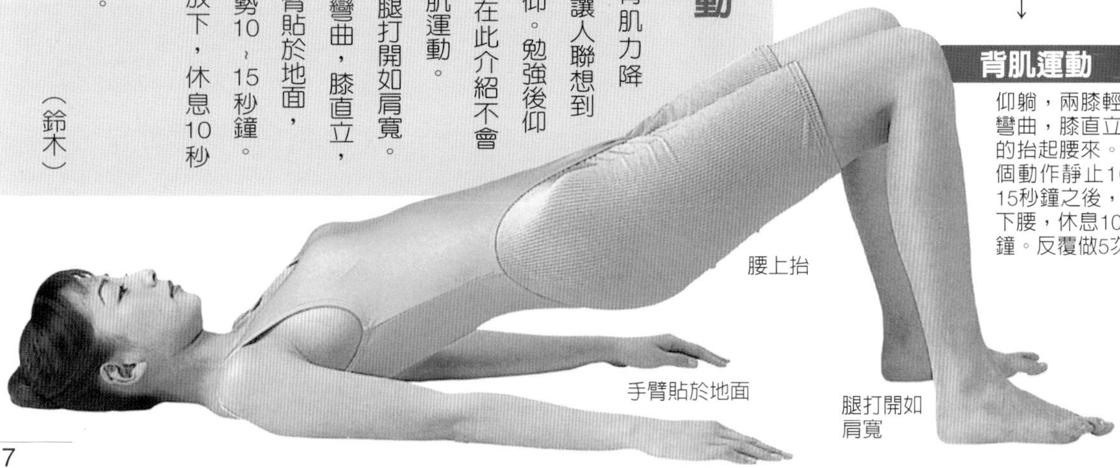

去除腰的疲勞、倦感的體操

配合呼吸進行運動，能放鬆肌肉，使活動自然順暢。

長時間開會、做不習慣的工作、持續站立工作時，有腰痛毛病的人會覺得腰沉重、疲勞。

這時加入呼吸法的體操，能放鬆肌肉緊張，使促進血液循環的效果倍增，迅速消除腰部的疲勞。

扭腰運動

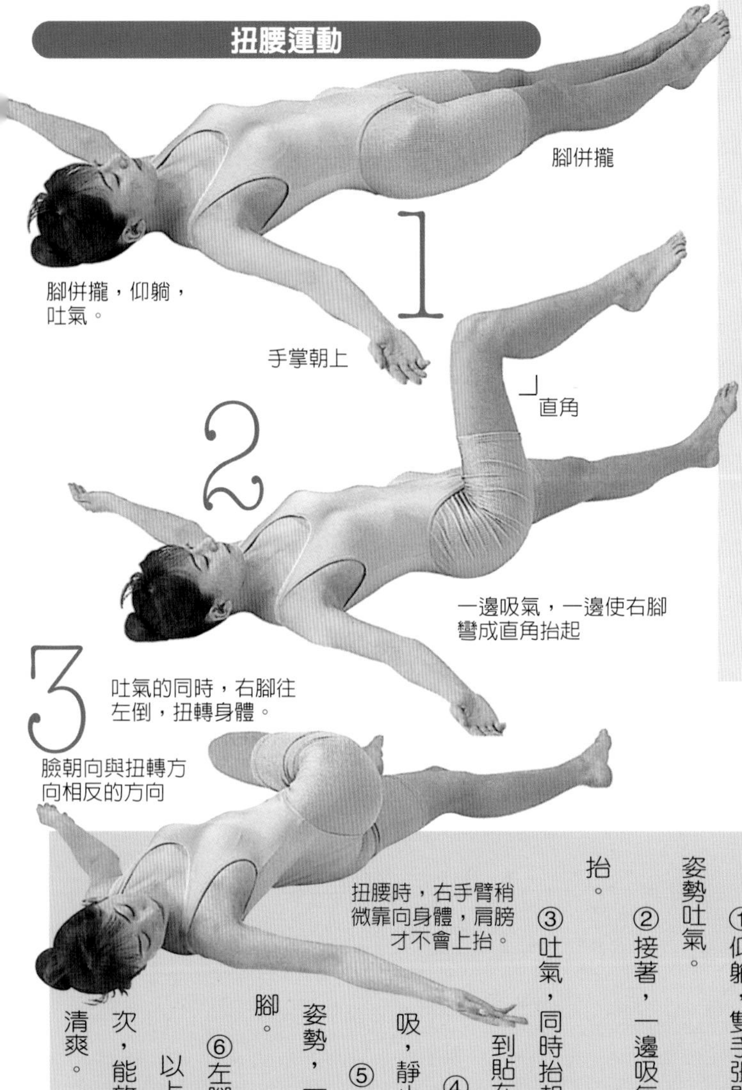
腳併攏
1
腳併攏，仰躺，吐氣。
手掌朝上
直角
2
一邊吸氣，一邊使右腳彎成直角抬起
3
吐氣的同時，右腳往左倒，扭轉身體。
臉朝向與扭轉方向相反的方向
扭腰時，右手臂稍微靠向身體，肩膀才不會上抬。

扭腰運動

持續坐著工作，腰感覺疲勞時，做這個運動尤其有效。

①仰躺，雙手張開，手掌朝上，保持這個姿勢吐氣。

②接著，一邊吸氣，一邊膝彎曲成直角上抬。

③吐氣，同時抬起的右膝倒向相反側，直到貼在地面。

④保持這個姿勢自然呼吸，靜止10～20秒鐘。

⑤接著吸氣，腳回到②的姿勢，一邊吐氣，一邊慢慢放下腳。

⑥左腳也進行同樣的運動。

以上運動左右交互各進行2次，能放鬆僵硬的肌肉，使腰部清爽。

挺胸運動

鍛鍊背肌，去除背部的痠痛。

①俯臥，下顎貼於地面，臉朝向正面，手掌朝上，手臂輕輕貼在身體側面。保持這個姿勢吐氣。

②吸氣的同時，靜靜將上身後仰，停止呼吸，靜止2～3秒鐘。

③慢慢吐氣，同時回到①的姿勢。

④下顎貼於地面時，腳跟張開，臉朝向任何一側，全身放鬆。

⑤休息10秒鐘，再反覆做同樣動作。

反覆做3次，可促進背肌血液循環，每天持續進行，有助於強化肌肉。

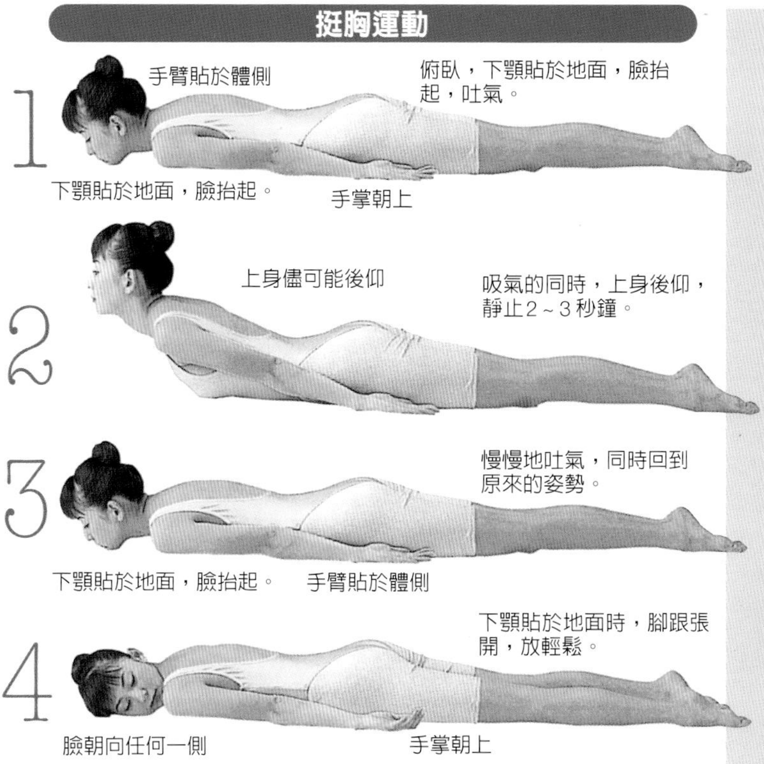
挺胸運動
1
手臂貼於體側
俯臥，下顎貼於地面，臉抬起，吐氣。
下顎貼於地面，臉抬起。
手掌朝上
2
上身儘可能後仰
吸氣的同時，上身後仰，靜止2～3秒鐘。
3
慢慢地吐氣，同時回到原來的姿勢。
下顎貼於地面，臉抬起。
手臂貼於體側
4
下顎貼於地面時，腳跟張開，放輕鬆。
臉朝向任何一側
手掌朝上

貓的運動

像貓一樣駝著背，背部後仰，能去除腰痛和背部痠痛。

①保持四肢跪地姿勢。

②吐氣的同時，拱起背部，看著肚臍。保持這個姿勢，停止呼吸，靜止2～3秒鐘。然後吸氣，同時回到①的姿勢。

③吐氣，上身後仰，靜止2～3秒鐘，回到①的姿勢。

一開始會覺得呼吸的方法很麻煩，但習慣之後，自然就會應用。

（栗田）

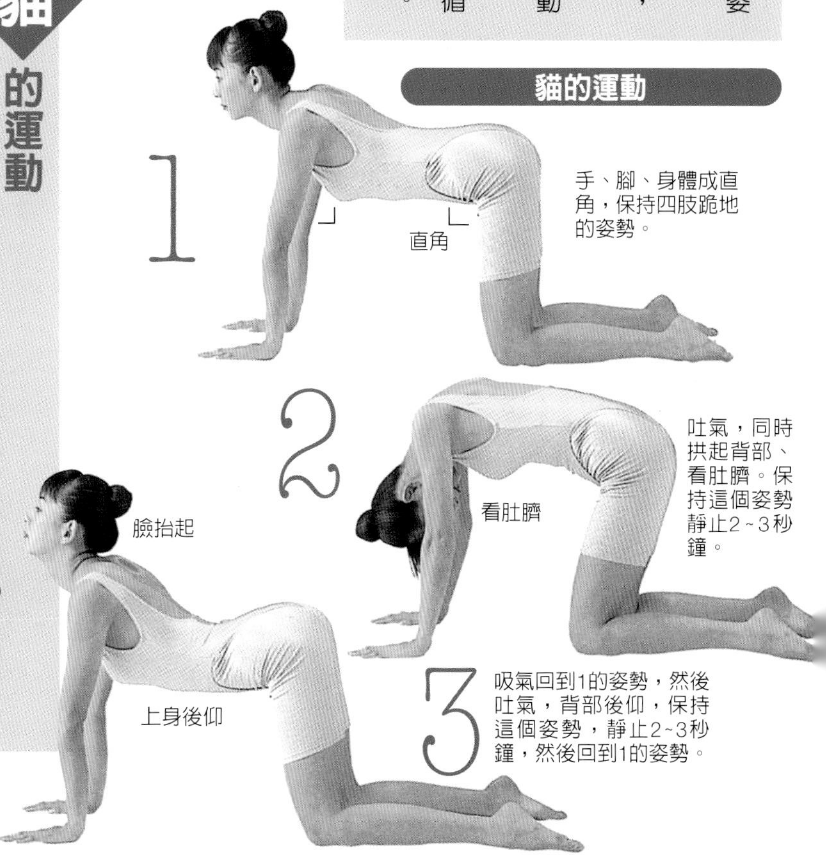
貓的運動
1
手、腳、身體成直角，保持四肢跪地的姿勢。
直角
2
吐氣，同時拱起背部、看肚臍。保持這個姿勢靜止2～3秒鐘。
看肚臍
3
臉抬起
上身後仰
吸氣回到1的姿勢，然後吐氣，背部後仰，保持這個姿勢，靜止2~3秒鐘，然後回到1的姿勢。

閃腰時的處理

一旦閃到腰，要充分彎曲股關節，安靜躺著。

在盥洗室裡臉上抬時，或突然抬起重物的瞬間，腰產生劇痛，無法動彈。

這就是所謂的閃腰，又稱為「魔女的一擊」，疼痛激烈。這種疼痛很少是因為骨的異常而發生，幾乎都只要靜躺2～3天就好了。

但若反覆閃腰，有可能會引起椎間盤突出症，所以①平常就要做運動，鍛鍊肌肉，②出現疼痛狀態時，要立刻靜養，疼痛部位要完全治好。

靜養的方法

閃腰時，對腰而言最好的靜養就是躺下來。如果只是坐在沙發上休息，雖然腳得到休息，卻對腰造成極大的負擔。

①不會對腰造成負擔的躺法

腿彎成く字形側躺，能放鬆腰部肌肉，緩和疼痛。這個姿勢不但對閃腰有用，也是緩和腰痛最理想的睡姿。

睡在太柔軟的寢具上，臀部會下沉，背骨會不自然彎曲，所以要選硬一點的寢具。如果是床，最好在床墊上放個三夾板，上面再鋪一床被子。

枕頭太大或太軟也不好，要選擇硬枕（塞了蕎麥殼的枕頭等），高度為10cm左右。

②緩和疼痛的姿勢

在疼痛消失之前，白天除了上廁所以外，都要躺下來靜養。

按照前項①側躺的方法躺下來，是很好的方法。若是仰躺，須在腳下墊2～3個墊子。

充分彎曲股關節，就能挺直背骨，緩和腰痛。

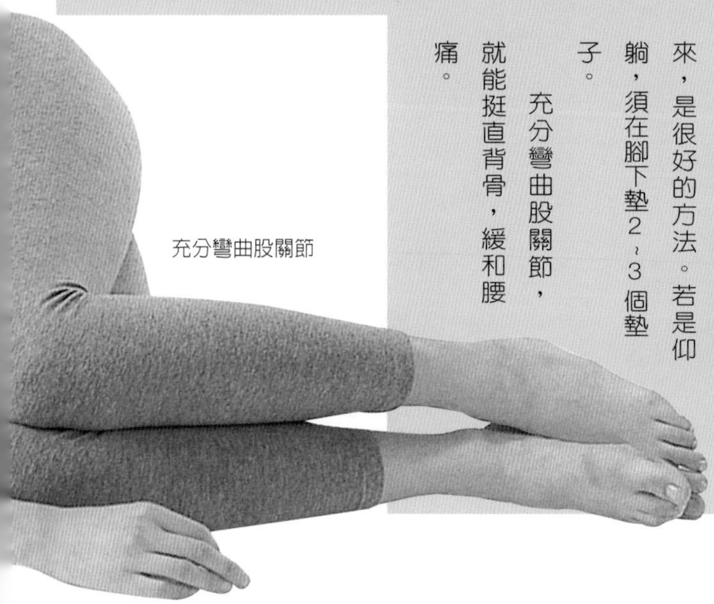

充分彎曲股關節

冷濕布方法

想要暫時緩和疼痛，可以使用冷濕布的方法。

①腹部下方墊墊子或大枕頭，俯臥或側躺睡覺。

②用毛巾裹住冰袋，冷敷疼痛部位20分鐘。

但冷敷過度會使血液循環不良，所以冷濕布療法只在第1天、第2天時進行。（鈴木）

冷濕布的方法

俯臥時，腹部下方墊墊子或大枕頭，腰才不會後仰。同時用毛巾裹住冰袋冰敷。

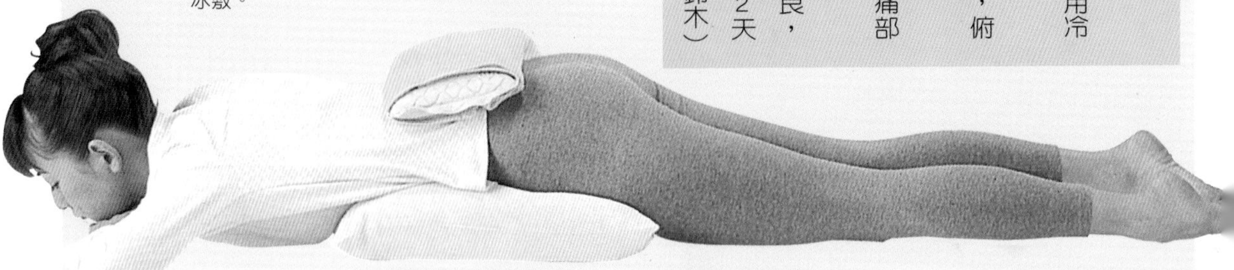
保持腰不會後仰的高度

仰躺的姿勢

腳下墊幾個墊子，充分彎曲股關節。

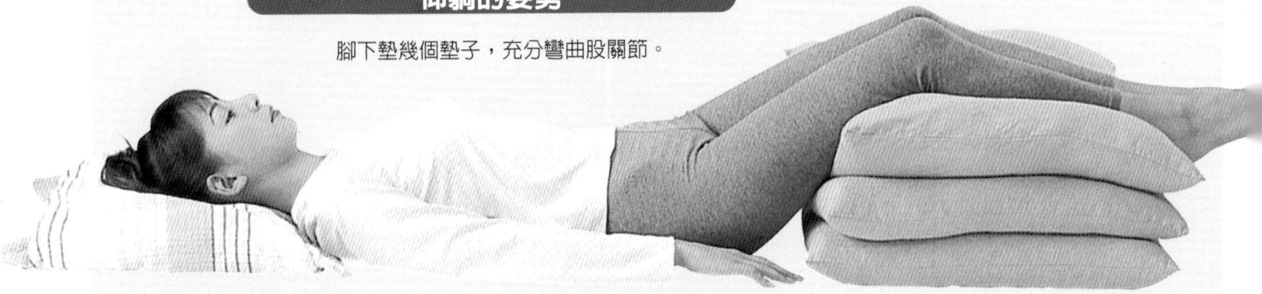

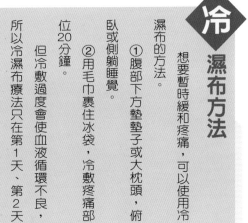

緩和疼痛的睡姿

腳彎曲成く字形，以舒服的方位側躺。

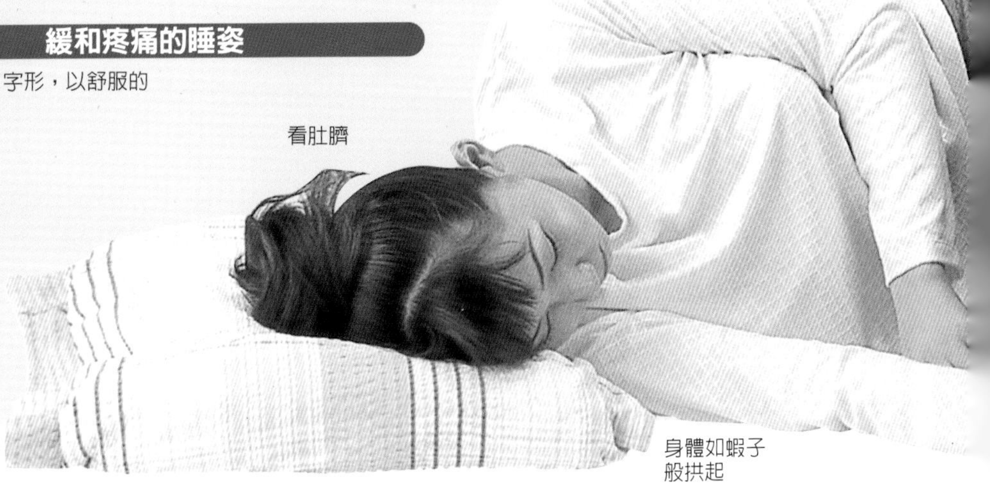

在生活上下工夫防止腰痛

腰痛的人之中，約八成骨骼無異常，大都是因姿勢不良、運動不足、慢性疲勞、壓力過大而造成腰痛。

上述原因只要在日常生活中稍加注意，就能有所改善。

在日常生活中，要注意的事項有：

①不要採取中腰姿勢。
②不要長時間固定姿勢。
③不要挺腰。
④體重不要增加。
⑤平常要多走路。

這些注意事項對治療中的人以及預防腰痛或防止復發都有用。

注意以上各點之外，在日常生活中也要嘗試下列方法，最重

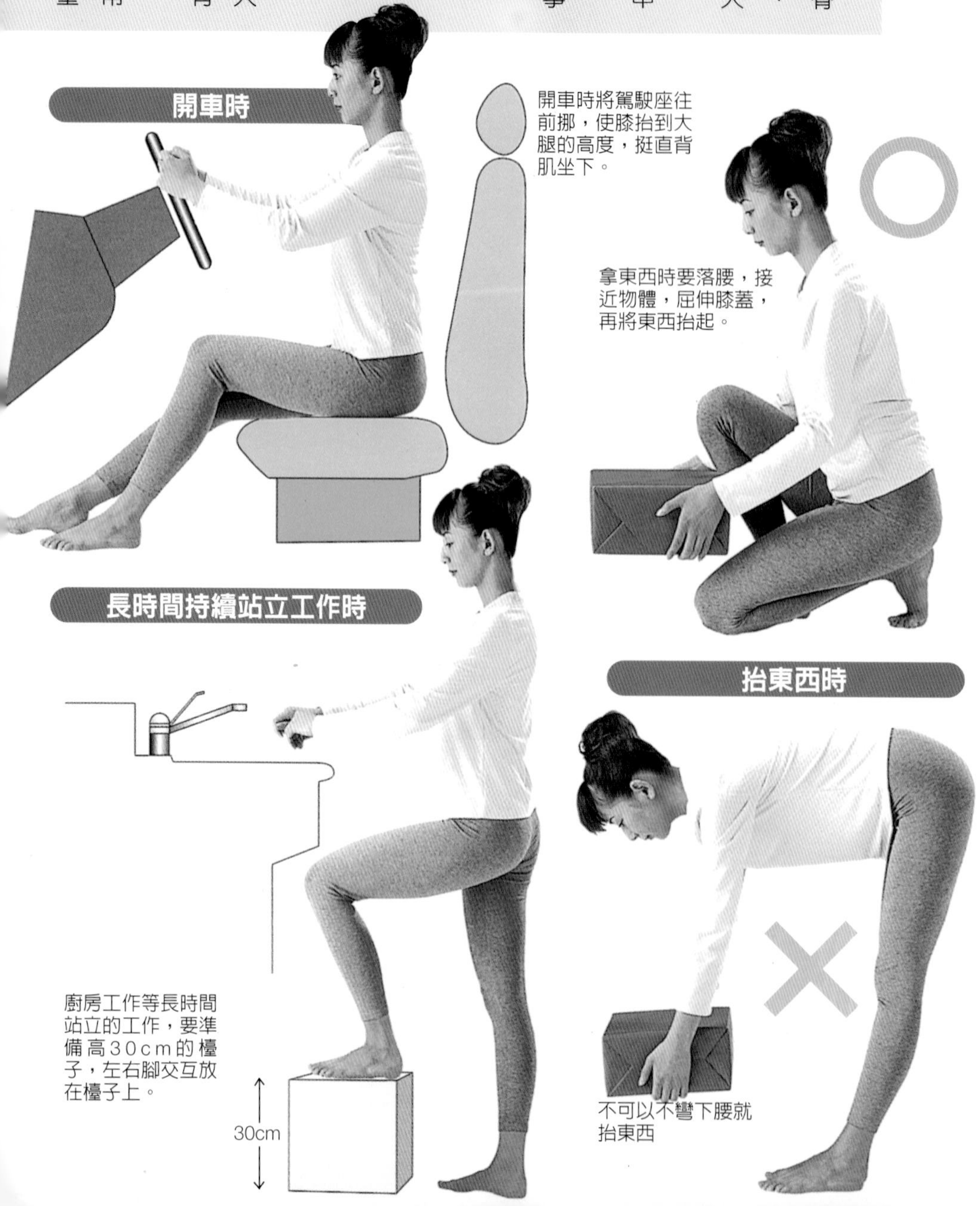

開車時
開車時將駕駛座往前挪，使膝抬到大腿的高度，挺直背肌坐下。
長時間持續站立工作時
廚房工作等長時間站立的工作，要準備高30cm的檯子，左右腳交互放在檯子上。
30cm
拿東西時要落腰，接近物體，屈伸膝蓋，再將東西抬起。
抬東西時
不可以不彎下腰就抬東西

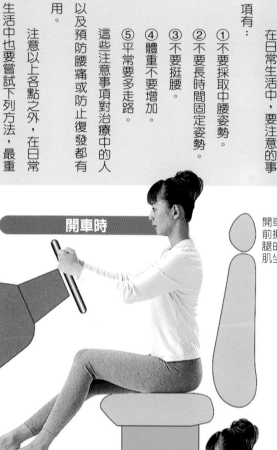

中腰姿勢時

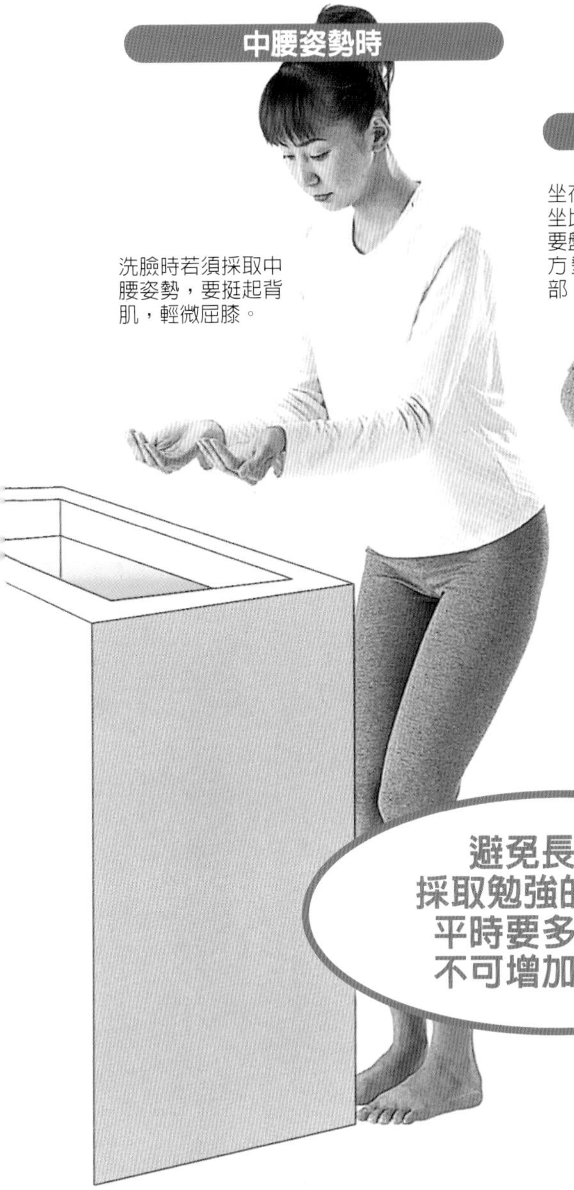

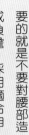

洗臉時若須採取中腰姿勢，要挺起背肌，輕微屈膝。

盤腿而坐時

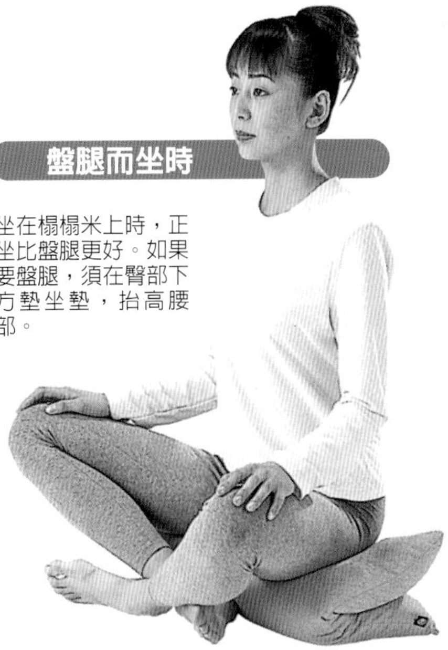

坐在榻榻米上時，正坐比盤腿更好。如果要盤腿，須在臀部下方墊坐墊，抬高腰部。

要的就是不要對腰部造成負擔，採用適合自己的方式。

坐在椅子上時

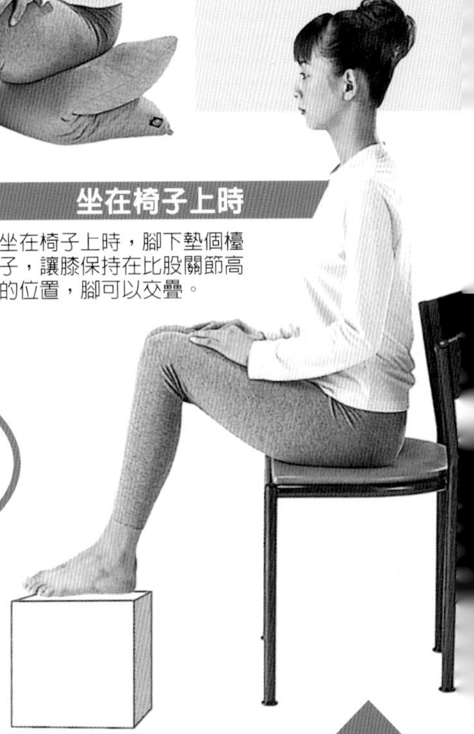

坐在椅子上時，腳下墊個檯子，讓膝保持在比股關節高的位置，腳可以交疊。

避免長時間採取勉強的姿勢，平時要多走路，不可增加體重。

防止腰痛復發的檢查重點

①拿東西、抬東西時，要彎下腰接近物體，膝蓋彎曲，絕對不要以中腰姿勢抬舉物體，否則容易閃腰。

②避免雙腳併攏，長時間站立。在廚房工作、必須長時間站立時，要準備高30cm左右的檯子，左右腳交互站在檯子上，盡量不要挺腰。洗臉時若須採取中腰姿勢，須挺直背肌，輕輕屈膝。

③坐在椅子上時，腳下要墊檯子，讓膝高於股關節。腳交疊而坐也可以，但要避免坐在太矮的沙發上。

④坐在榻榻米上時，正坐比盤腿坐更不容易對腰產生負擔。盤腿坐時，要在臀部下方墊墊子，以抬高腰部。

⑤開車時，將駕駛座往前拉一點，讓膝的位置配合大腿的高度，挺直背肌坐下。重點是腰不可後仰。

（鈴木）

緩和坐骨神經痛的穴道指壓

從腰部到下肢（膝到腳踝的部分）尤其是腳的後側若產生疼痛，就是所謂的坐骨神經痛。其原因有很多，最常見的是椎間盤突出症導致坐骨神經受到壓迫。

找出原因進行治療很重要，但若要緩和腳的刺痛、發麻、拉扯等症狀引起的疼痛時，穴道指壓很有效。

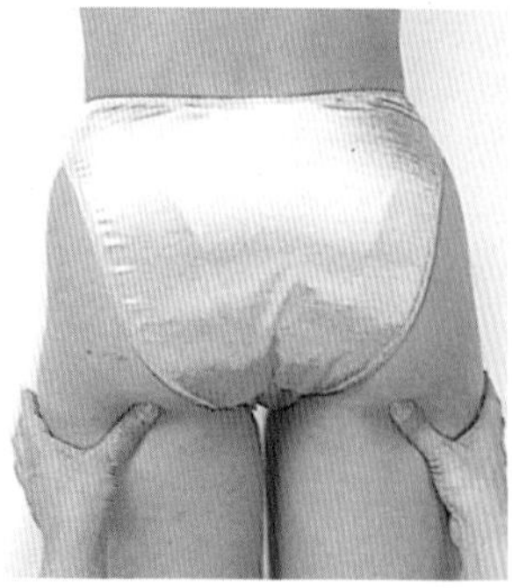

承扶的按壓法

由臀部下方往上推似地按壓。

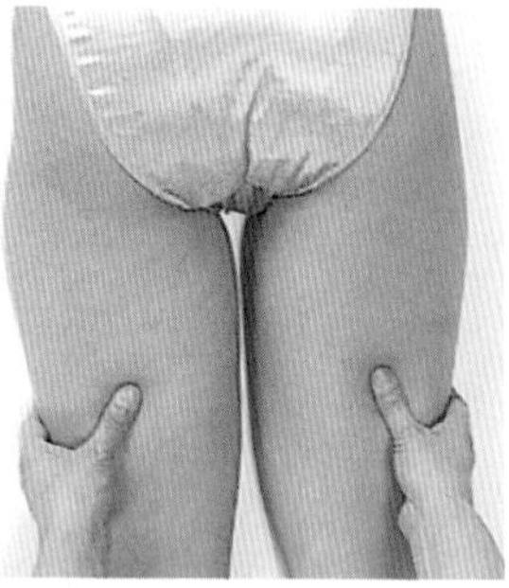

殷門的按壓法

稍微用力地按壓。

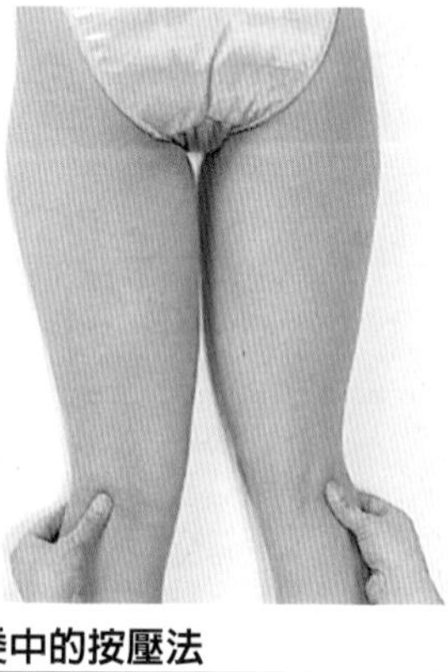

委中的按壓法

不要用力，要輕揉按壓。

對坐骨神經痛有效的穴道

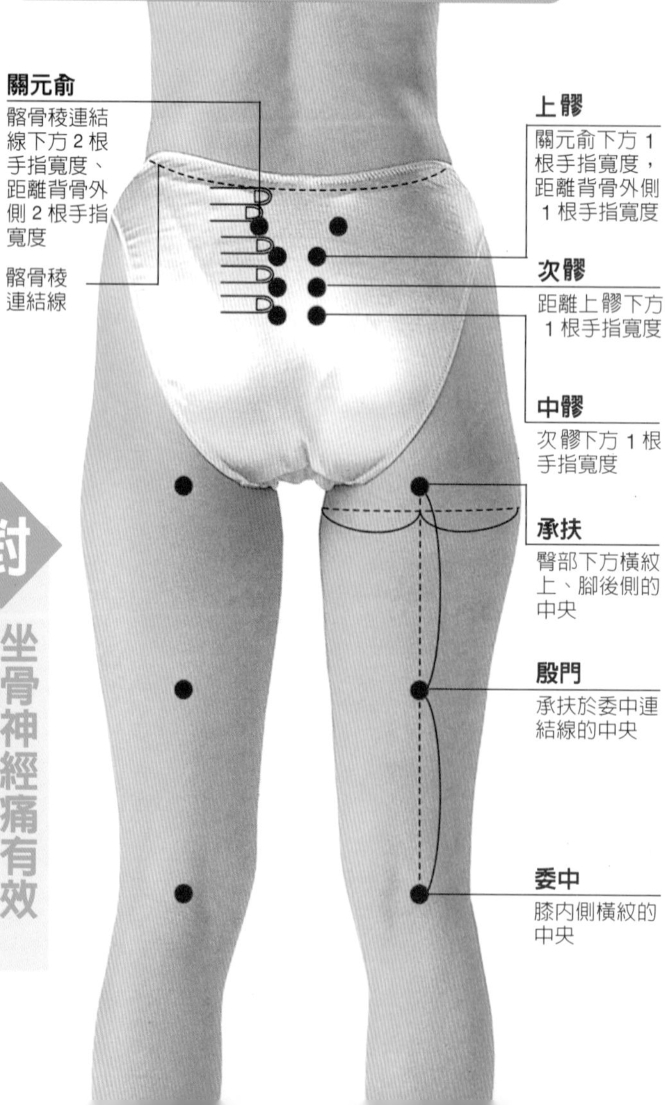

對坐骨神經痛有效的穴道

坐骨神經是從腰椎與骶骨伸向腳的神經，所以腰附近的穴道以及腳上沿坐骨神經分布的穴道，都要各自進行指壓。

關元俞……第5腰椎與第1骶骨之間高度的穴道。在腰上綁皮帶

沿著坐骨神經的通道分布於腰到腳的穴道，以俯臥的姿勢指壓。

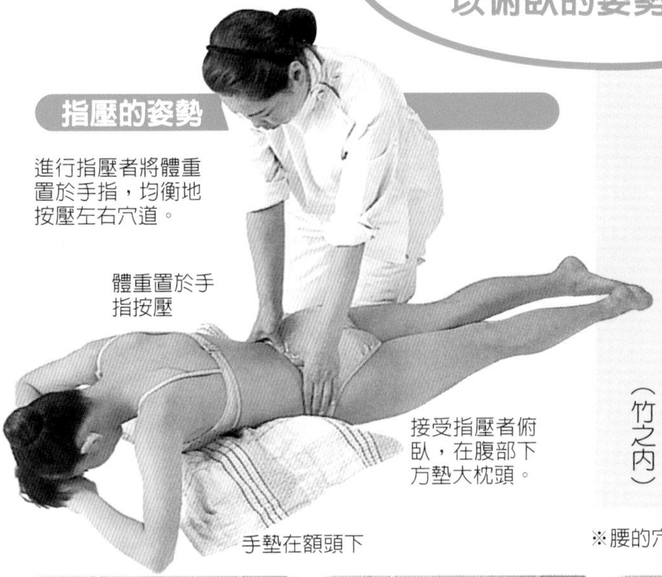
指壓的姿勢
進行指壓者將體重置於手指，均衡地按壓左右穴道。
體重置於手指按壓
接受指壓者俯臥，在腹部下方墊大枕頭。
手墊在額頭下

穴道的按壓法

俯臥，請別人為你指壓。

①腰痛時，在腹部下方墊大枕頭，以側躺姿勢（參考20、21頁）接受指壓。

②指壓者指壓腰到腳的範圍，將體重置於雙手拇指上，均衡指壓左右對稱的穴道。尤其臀部和大腿穴道脂肪較厚，指壓時要稍微用力。

（竹之內）

※腰的穴道左右皆以均衡力道按壓。

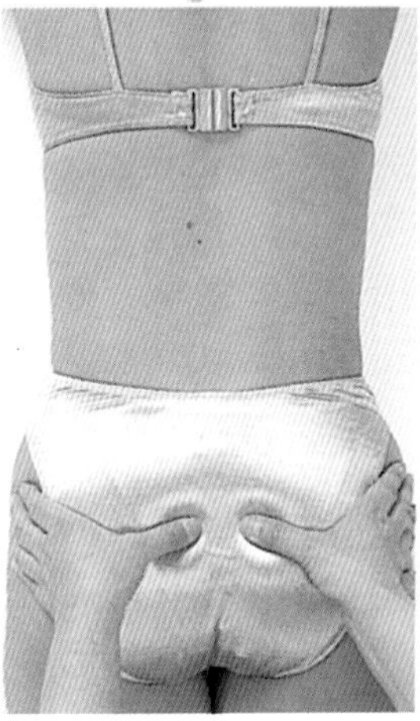
中髎的按壓法

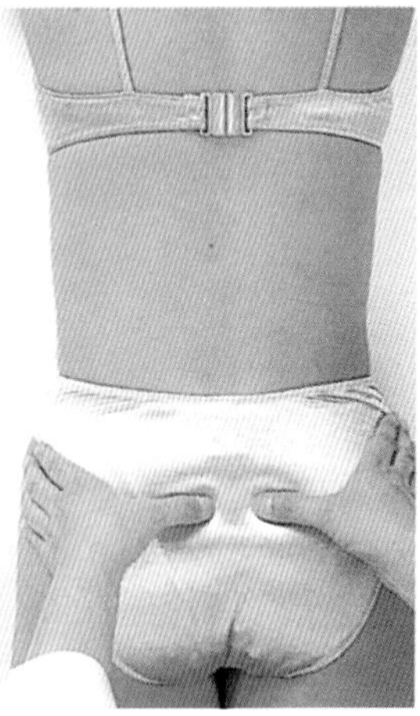
次髎的按壓法

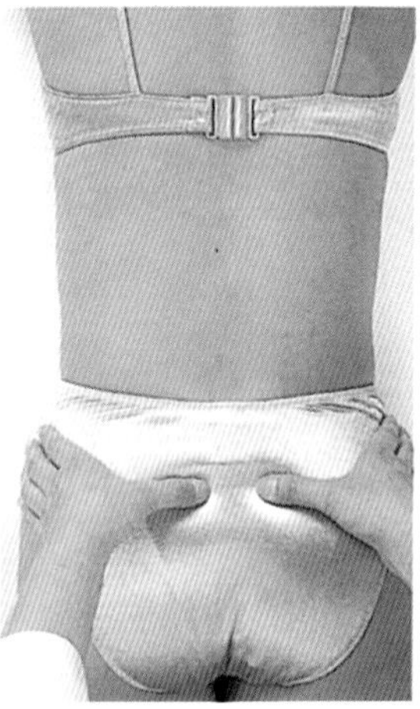
上髎的按壓法

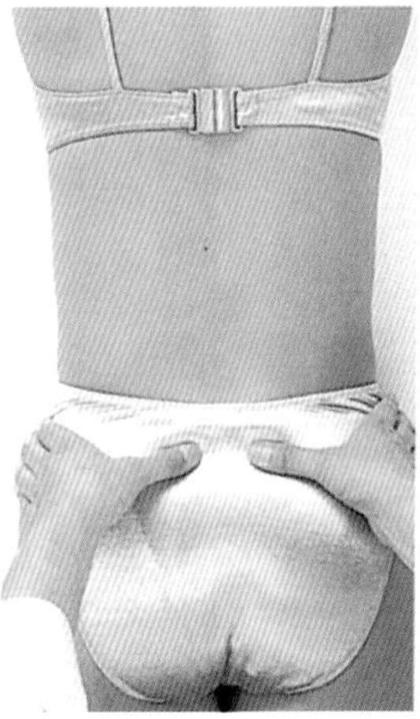
關元俞的按壓法

時，會碰到骨的突出處（髂骨稜）。髂骨稜連結線下方二根手指寬、背骨外側二根手指寬的穴道，就是關元俞。

上髎……上髎、次髎、中髎都是在骶骨穴道正上方位置的穴道。上髎距離關元俞下方一根手指寬度，距離背骨一根手指外側的陷凹處，找到陷凹處確認位置即可。

次髎……在上髎下方一根手指寬處的陷凹處。

中髎……在次髎下方一根手指寬處的穴道。在骶骨上方第三個穴道上。

承扶……臀部下方的穴道，直立時在臀部下方形成橫紋，皺紋上相當於腳後側的中央。這裡是坐骨神經的通道，容易出現神經痛，要仔細指壓。將臀部往上推似地按壓，更加有效。

殷門……大腿後側的穴道。臀部下方承扶與膝內側委中連結線的中央。

委中……膝內側橫紋中央的穴道。必須輕揉。

緩和坐骨神經痛的按摩

用指腹每一處，以畫小圓的方式按摩5～6次。

坐骨神經痛的疼痛，隨神經受壓迫的部位與程度而有不同。

不管是哪一種情況，只要藉著泡澡（或30分鐘的腳浴）或按摩，來去除肌肉的痠痛，緩和神經的壓迫，就能減輕疼痛。

腰痛時，以與慢性腰痛同樣的方法進行按摩（參考12～13頁）。臀部到足部疼痛時，可進行以下按摩，疼痛部位要仔細揉捏。

進行按摩的部位（腳的後側）

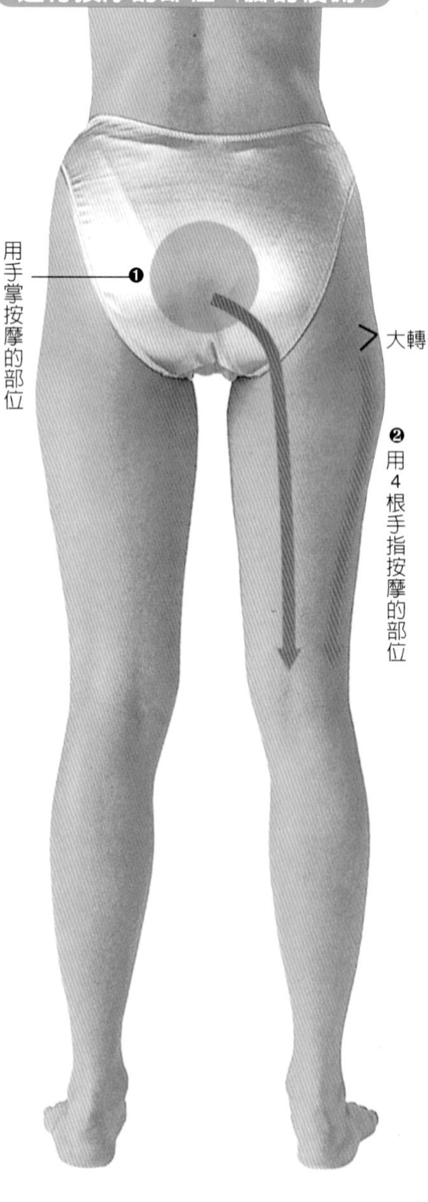

側面進行的按摩

臀部與大腿後面的按摩

手掌在臀部中央以畫圓的方式揉壓，然後手掌直接挪到大腿後面（❶）。

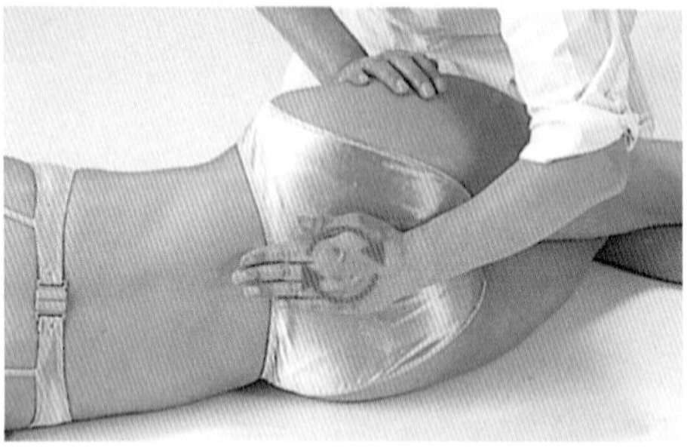

腳外側的按摩

從大轉子到膝上方，用4根手指指腹，以畫圓方式按摩（❷）。

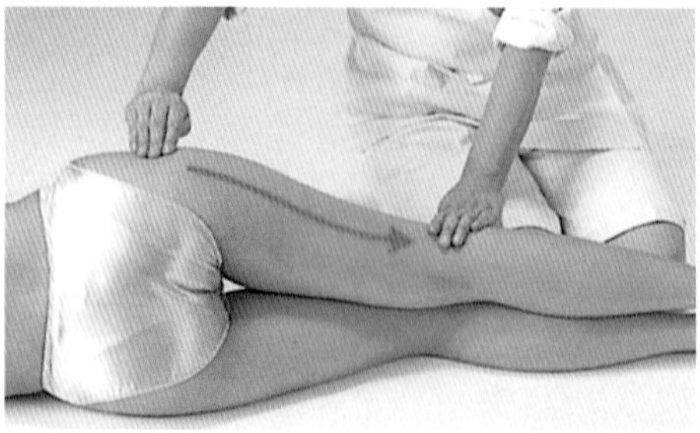

足脛外側的按摩

用4根手指以畫小圓的方式，按揉脛骨與肌肉之間的溝（❸）。

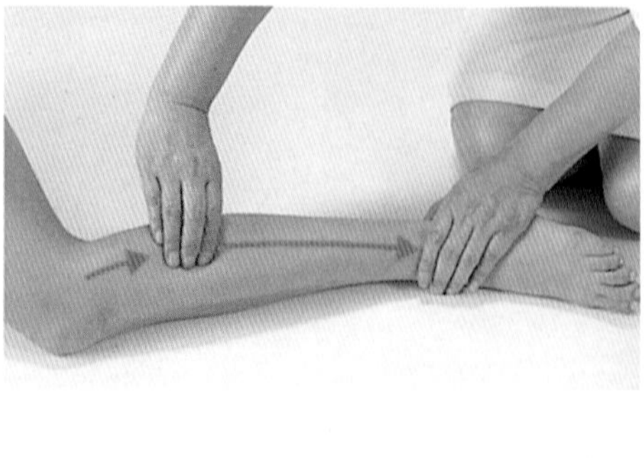

腳的按摩

只要對疼痛側的腳進行按摩即可。

①接受按摩者側躺，將疼痛側的腳朝上，彎成く字形。

②首先使用手掌，對臀部中央以畫圓方式壓揉。然後對大腿中央內側到膝內側上方進行按摩。

③找出腳與臀部的交接處，位於在股骨頭突出處（大轉子，側躺時臀部最高的部分）。壓揉從這裡沿著腳的外側到膝上的肌肉，用拇指以外的4根手指，以畫圓方式按摩5~6次。

④接著，下肢部分用4根手指指腹按摩。觸摸脛骨外側時，會發現粗大的肌肉，用4根手指指腹抵住肌肉與脛骨之間的陷凹處，畫小圓壓揉到外踝上方為止。

⑤接受按摩者仰躺，從大腿開始按摩。

⑥疼痛側的大腿內側用4根手指畫圓按摩。從大腿根部到膝上方為止，一點點一點點地揉捏。

⑦其次，按摩下肢內側，用4根手指揉捏脛骨與內側肌肉之間的溝。4根手指併攏，指頭像是插入溝間似的，一邊畫圓，一邊揉捏，按摩到內踝上方為止。

⑧最後，揉捏腳底。用雙手的4根手指握住腳底心，雙手交互用力揉捏。

除了腳底之外，都要用指腹以畫小圓的方式進行按摩。各部分反覆進行5~6次。

（今江）

大腿內側的按摩

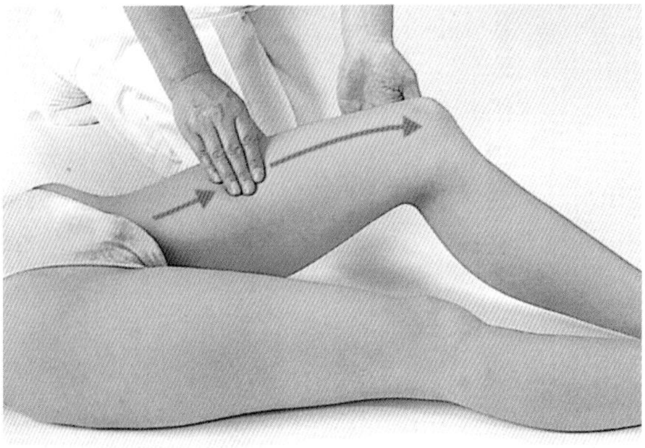

大腿內側以4根手指指腹，一邊畫圓，一邊揉捏到膝上方為止（❹）。

進行按摩的部位（腳的前側）

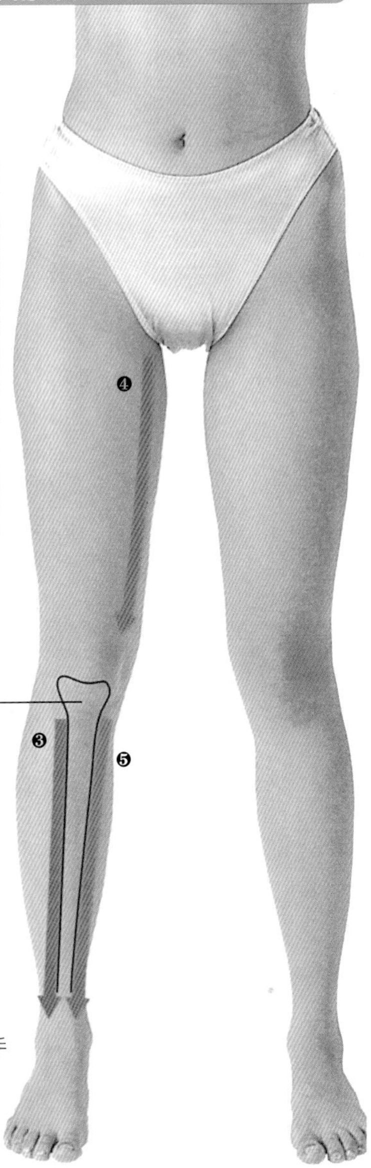

❸❹❺是用4根手指按摩的部位

腳底的按摩

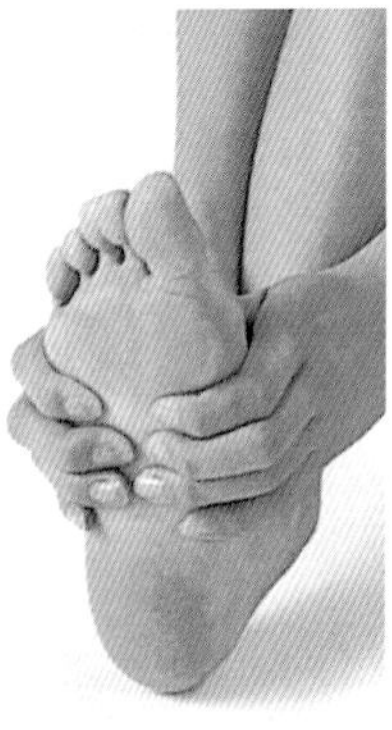

雙手交互抓住腳底揉捏。

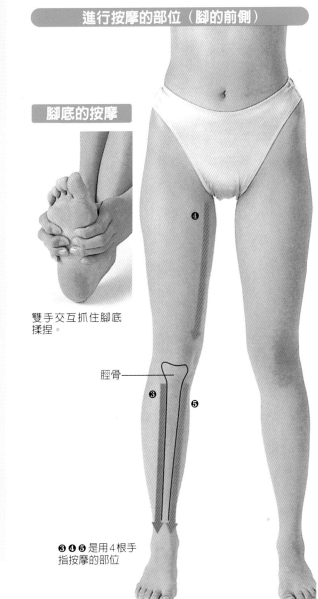

1 熱敷治療

熱毛巾或熱敷墊等不僅能溫熱膝的表面，連內側也能溫熱。

中高年齡層由於骨骼老化、肌力減退，有膝痛毛病的人漸多。最常見的原因是膝關節變形引起的變形性膝關節症。此外，還有風濕、神經痛、疲勞等原因。

除了風濕急性期或扭傷等膝的發炎症狀（發熱、發紅、腫脹）之外，只要熱敷患部，就能減輕疼痛。熱敷患部，能緩和肌肉與肌腱的緊張，同時推出積存在血液中的發痛物質。

此時可利用身邊的東西，熱敷患部30分鐘到1小時。緩和疼痛的同時，也能使膝的活動順暢起來。

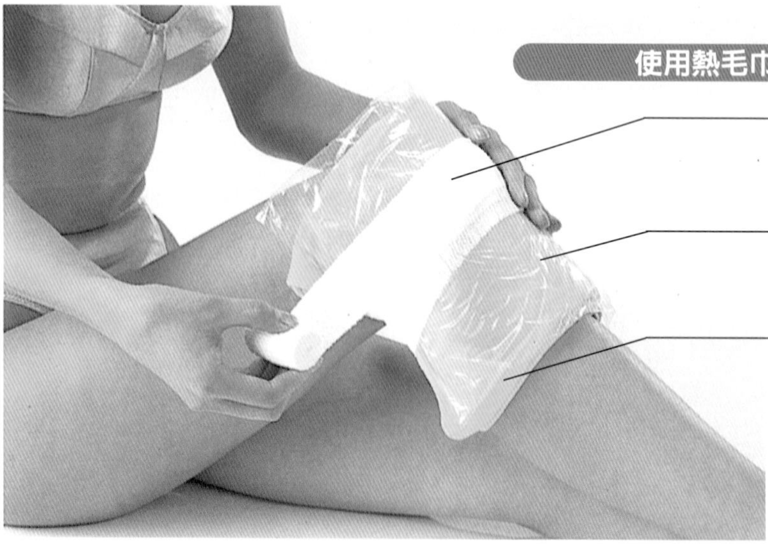

依序用紗布、熱毛巾、塑膠布裹住膝，然後用繃帶固定。

使用熱毛巾

用熱毛巾裹住疼痛的整個膝，進行溫濕布療法。

①毛巾浸泡在熱水中之後擰乾，做成熱毛巾。

②鋪上1～2層紗布，裹住整個膝。範圍比關節稍寬些。

③在②的上方，鋪上疊成適當大小的熱毛巾裹住膝，然後再用塑膠布包住。

④③的上面裹繃帶，固定熱毛巾。

20分鐘1次，重新更換熱毛巾，共熱敷膝1小時左右。利用薑濕布療法（參考7頁），效果很好。

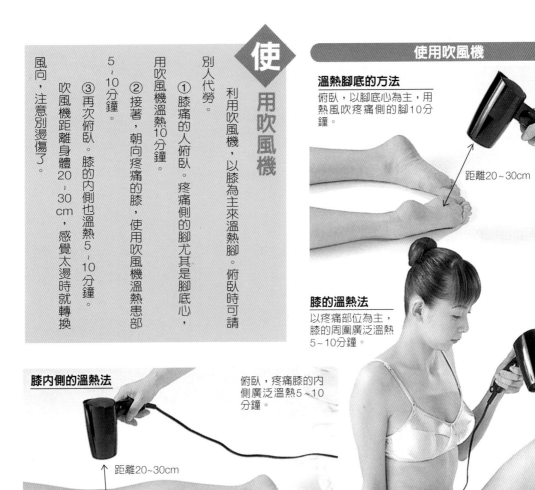

使用吹風機

利用吹風機，以膝為主來溫熱腳。俯臥時可請別人代勞。

①膝痛的人俯臥。疼痛側的腳尤其是腳底心，用吹風機溫熱10分鐘。

②接著，朝向疼痛的膝，使用吹風機溫熱患部5~10分鐘。

③再次俯臥。膝的內側也溫熱5~10分鐘。

吹風機距離身體20~30 cm，感覺太燙時就轉換風向，注意別燙傷了。

使用吹風機

溫熱腳底的方法

俯臥，以腳底心為主，用熱風吹疼痛側的腳10分鐘。

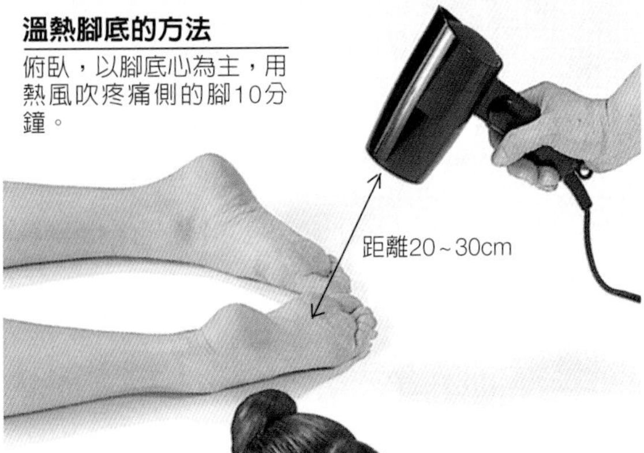

膝的溫熱法

以疼痛部位為主，膝的周圍廣泛溫熱5~10分鐘。

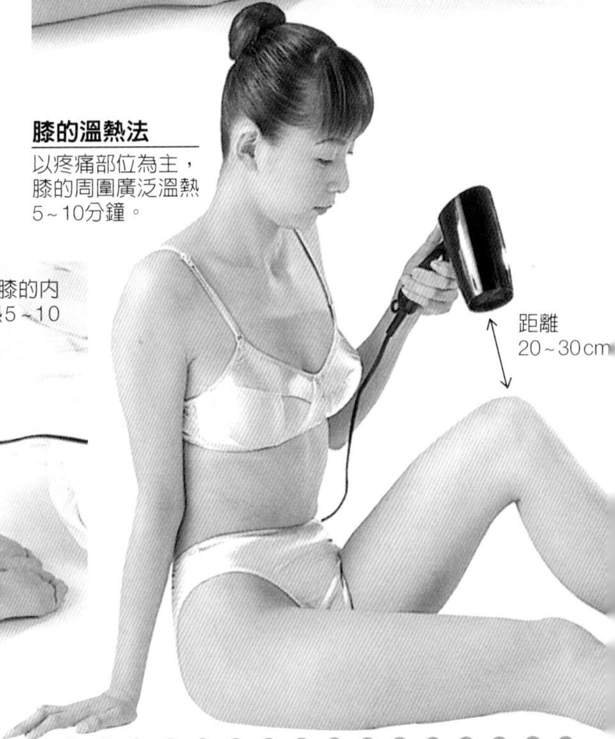

膝內側的溫熱法

俯臥，疼痛膝的內側廣泛溫熱5~10分鐘。

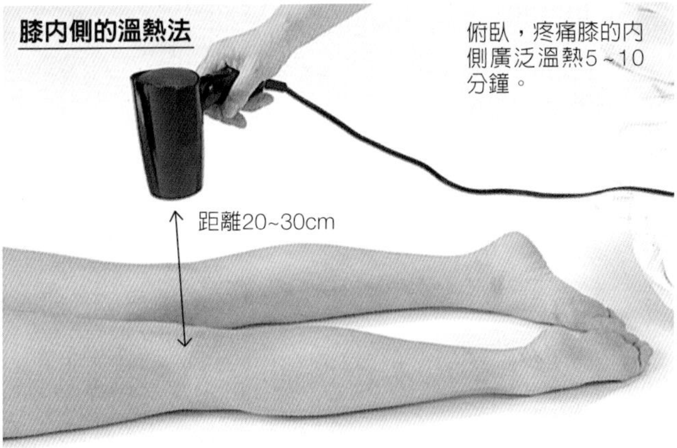

使用熱敷墊

挪移熱敷墊，連膝的內側一起熱敷。

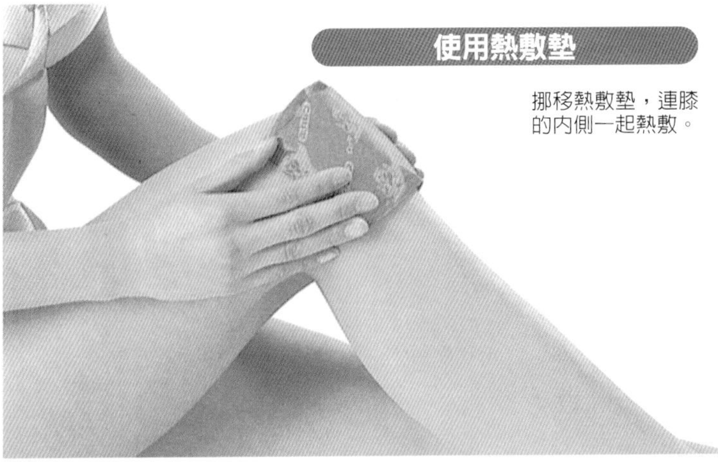

使用熱敷墊

要簡單熱敷膝時，可以使用熱敷墊。熱敷墊若是太燙，就裝入布袋中，時時挪移位置，如此一來連疼痛膝的內側都能充分熱敷。

（竹之內）

膝痛去除法

**將疼痛側的腳輕輕直立，
對膝周圍的穴道
進行簡易灸。
如果太燙就要拿掉。**

膝痛時，不僅難以行走、正坐，上下樓梯很痛苦，連日常生活都不方便。

這時若進行穴道指壓，便可緩和疼痛，使腳的活動輕鬆。變形性膝關節症、神經痛、風濕的慢性期或過度肥胖導致的膝痛，以及慢跑導致的膝痛、腦中風之後腳的痲痺等，穴道指壓很有效。

膝的穴道

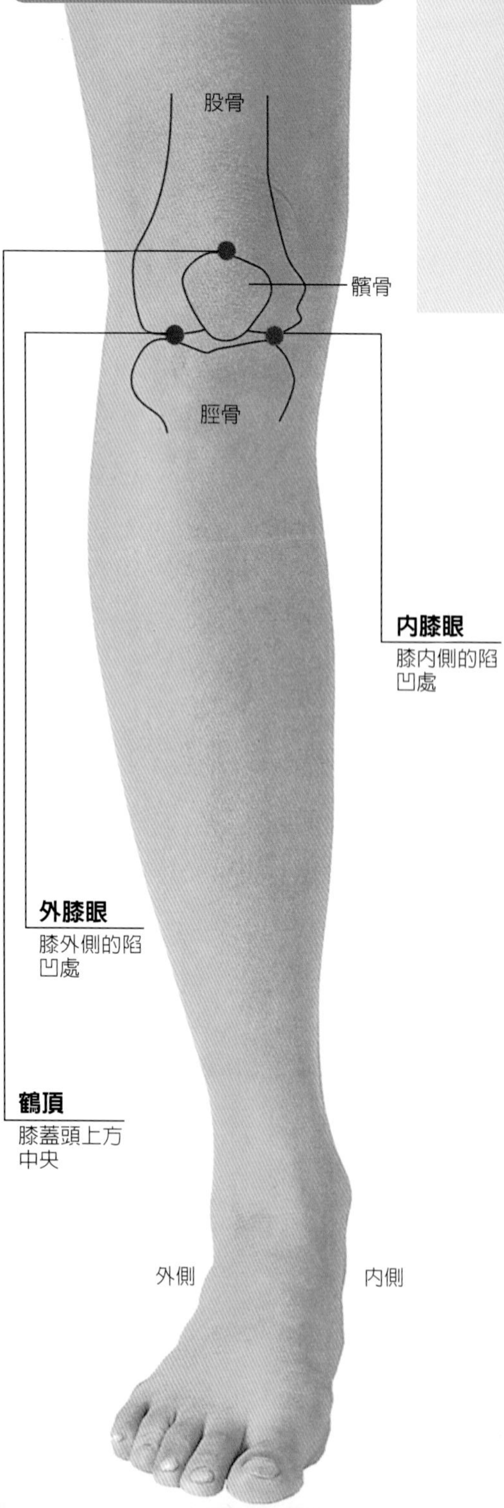

膝 穴道找尋法

這些穴道都在膝關節陷凹處。

鶴頂……髕骨（俗稱的膝蓋頭）上方的穴道。輕輕直立膝時，可以清楚地看到膝蓋頭。膝蓋頭上緣中央稍微陷凹處，就是鶴頂。

內膝眼……膝關節內側的穴道。膝直立時，膝蓋頭下方有兩個陷凹處，其中在膝內側的就是內膝眼。

外膝眼……膝蓋頭下方兩個陷凹處當中，內膝眼的相反處，亦即膝外側的陷凹處，就是外膝眼。

簡易灸的作法

刺激穴道能提高效果，膝痛的人能自己進行的簡易灸最適合。

市售附有台座的簡易灸與普通的灸相比，刺激較弱，所以每一處要進行7~10個，覺得太燙就拿掉。肌膚較弱的人要特別注意，不要燙傷了。

①疼痛側的膝輕輕直立。

②在鶴頂穴鋪上簡易灸，太燙就拿掉。

③同樣的，對內膝眼、外膝眼等穴道也進行簡易灸。

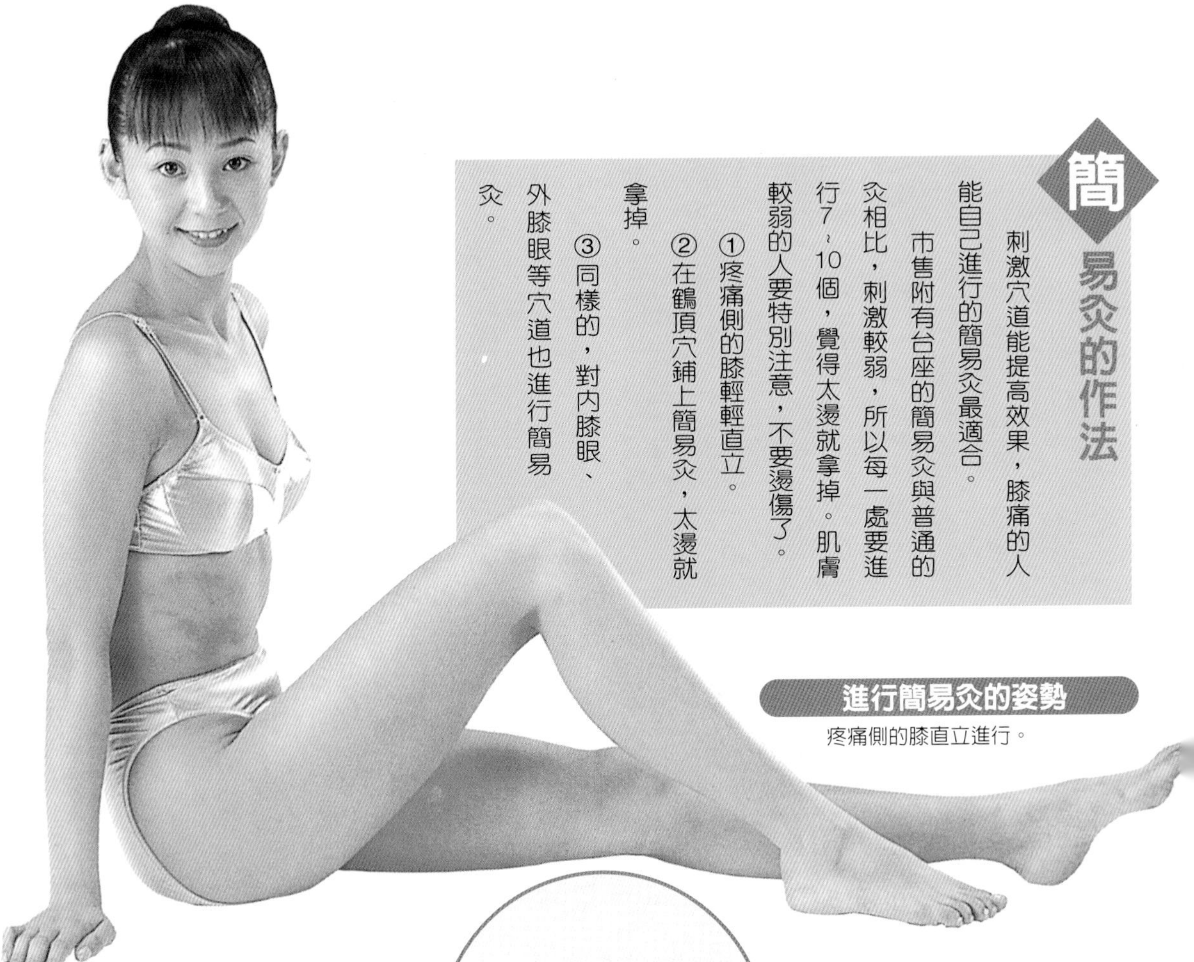

進行簡易灸的姿勢

疼痛側的膝直立進行。

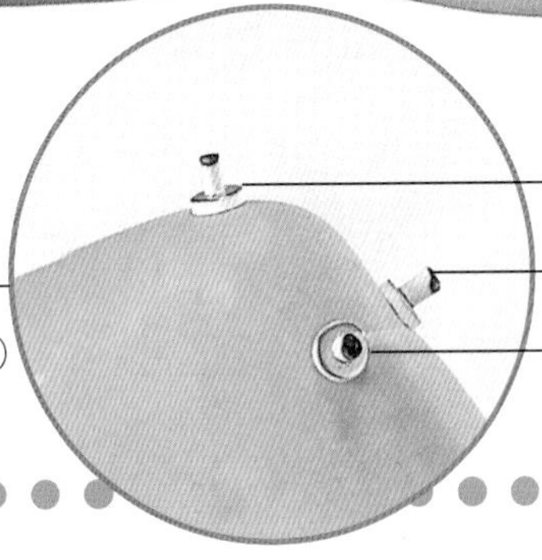

簡易灸(鶴頂、内膝眼、外膝眼)

每一處鋪上7~10個。

（圖片以右膝為例）

指壓的秘訣

疼痛不很強烈的話，指壓穴道也有用，但不可以用力按壓。膝直立，拇指抵住鶴頂，食指、中指分別抵住內膝眼、外膝眼，繞著膝蓋頭輕輕移動。如果進行時間太長，會造成發炎，所以僅進行2~3分鐘。

（竹之內）

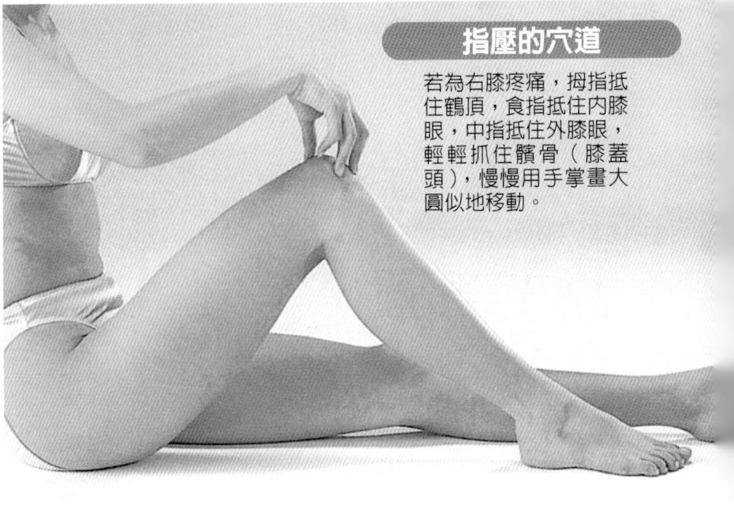

指壓的穴道

若為右膝疼痛，拇指抵住鶴頂，食指抵住內膝眼，中指抵住外膝眼，輕輕抓住髕骨（膝蓋頭），慢慢用手掌畫大圓似地移動。

去除膝內側疼痛的指壓法

膝痛當中，最常見的是膝內側疼痛，這是變形性膝關節症較多的症狀，在下樓梯時會覺得疼痛。

下樓梯比起上樓梯時，對膝造成的壓力更大。膝內側疼痛時，使用以下八個穴道有效。

輕微屈膝，對膝的內側與後方和內踝周邊穴道進行揉壓。

按壓法

膝關的按壓法

以拇指指腹稍微按壓。

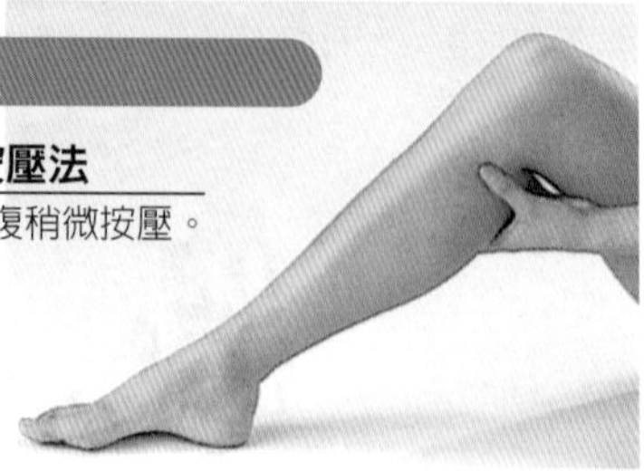

陰陵泉的按壓法

用感覺到有疼痛傳到腳的力量按壓。

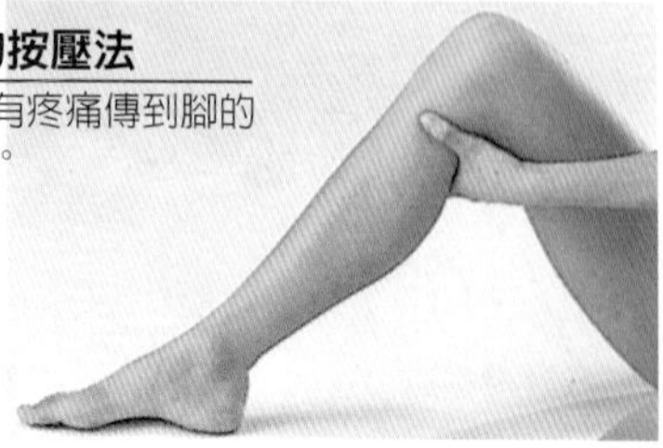

陰谷的按壓法

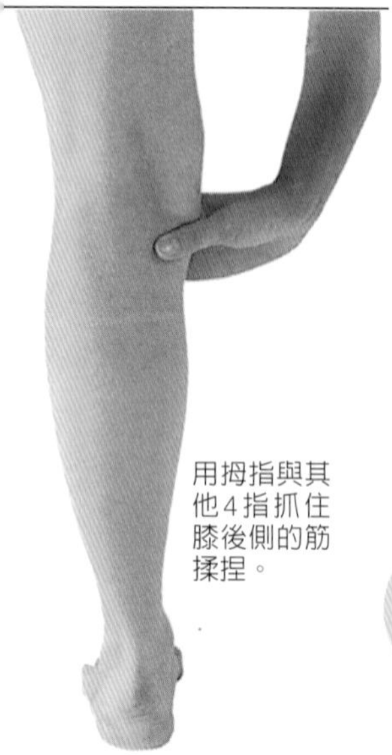

用拇指與其他4指抓住膝後側的筋揉捏。

委中的按壓法

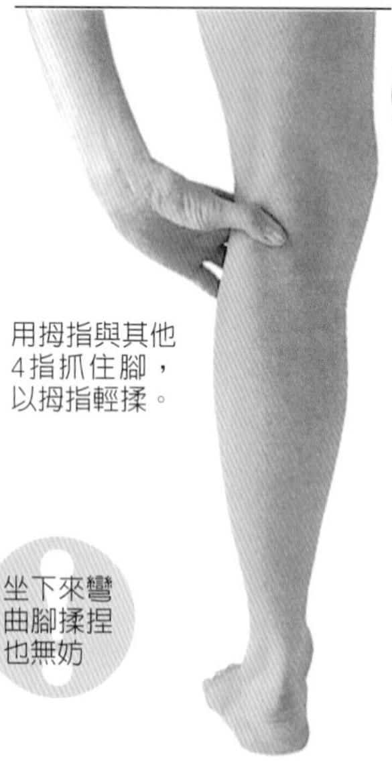

用拇指與其他4指抓住腳，以拇指輕揉。

坐下來彎曲腳揉捏也無妨

膝後側的穴道

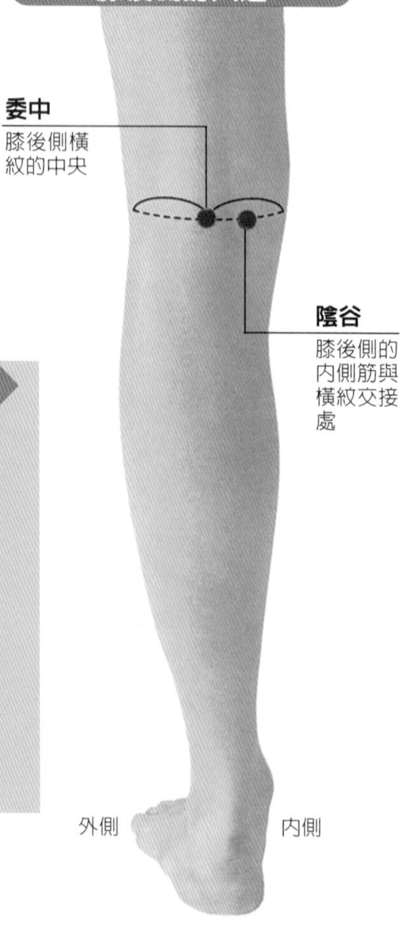

膝 穴道及其按壓法

委中……膝內側橫紋中央有血管和神經在淺處通過，所以只能輕揉。

陰谷……膝內側筋上的穴道。膝輕輕直立，手指從內側插入膝內，會摸到硬的筋。這條筋與膝內側橫紋交接處就是陰谷。用拇指和其他４根手指抓住筋，就能順利加以刺激。寒冷造成的膝痛，刺激這個穴道很有效。

曲泉……屈膝時，膝內側會形成皺紋，位於皺紋前端的就是曲泉。曲

腳踝穴道及其按壓法

都是在內踝下方的穴道。

照海：內踝正下方的穴道，對減輕腳底疼痛非常有效。

中封：距離照海2根手指寬（前方），朝向腳趾的方向。用手指撫摸時，在腱與腱之間有陷凹處，這就是中封。中封是掌管肌肉和肌腱的穴道，對膝的肌肉或肌腱疼痛特別有效。

商丘：在內踝與中封的正中央。

腳踝的穴道不管哪一個都有壓痛感，所以可以按照這個感覺來尋找。此外，因為肌腱密集，所以不可用力按壓，要輕輕地揉。不管哪一個穴道都要指壓10次。

腳的指壓一定要輕微屈膝，放鬆腳後再進行。

（竹之內）

穴道的

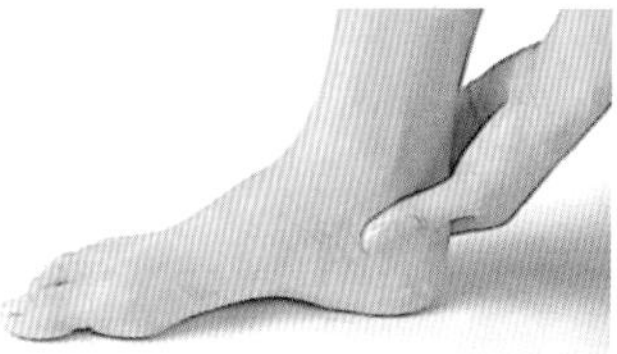

照海的按壓法

從腳跟側抓住似的揉捏。

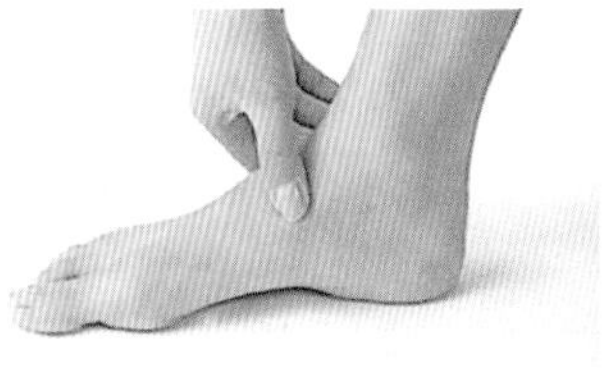

中封的按壓法

從腳背側輕輕揉壓。

商丘的按壓法

從腳背側輕輕揉壓。

膝內側、內踝周邊的穴道

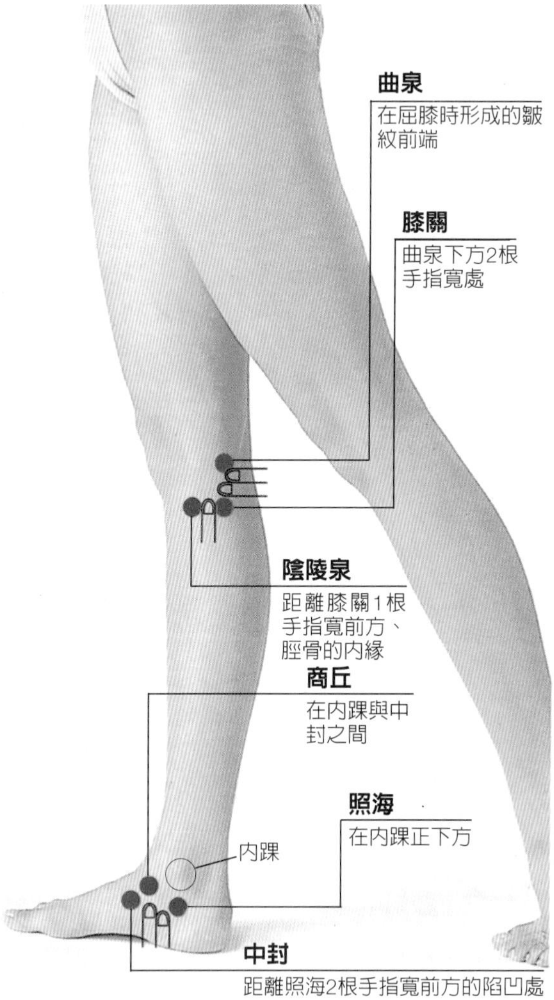

指壓的姿勢

（圖片以曲泉為例）

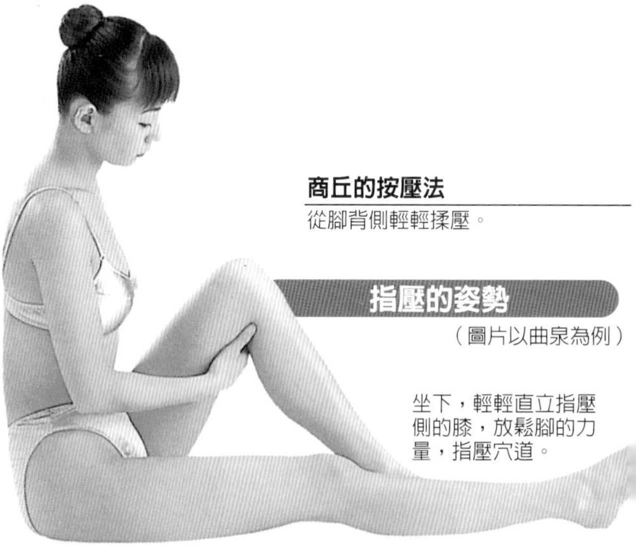

坐下，輕輕直立指壓側的膝，放鬆腳的力量，指壓穴道。

泉正下方有骨，所以不要用力按壓，只要以撫摸方式輕揉即可。

膝關……距離曲泉下方2根手指寬處，在肌肉上。小腿肚的肌肉集中在這裡，能有效去除痠痛。因為是肌肉上的穴道，所以可以用力指壓。

陰陵泉……與膝關高度相同，在足脛側距離膝關1根手指寬處。從脛骨內側往上摩擦時，在膝附近會摸到骨的隆起處（脛骨頭），就是這個穴道，按壓時會產生鈍痛感。

4 去除膝外側疼痛的指壓法

以腳外側的穴道為主，用一定的力量很有節奏地按壓，是按壓的秘訣。

膝的疼痛通常集中在膝的內側，不過有的人是外側或靠近外側的膝的背後側疼痛。

要是上樓梯時比下樓梯時容易感覺到腳的外側有劇痛感，可以指壓以下五個穴道。

腳外側的穴道

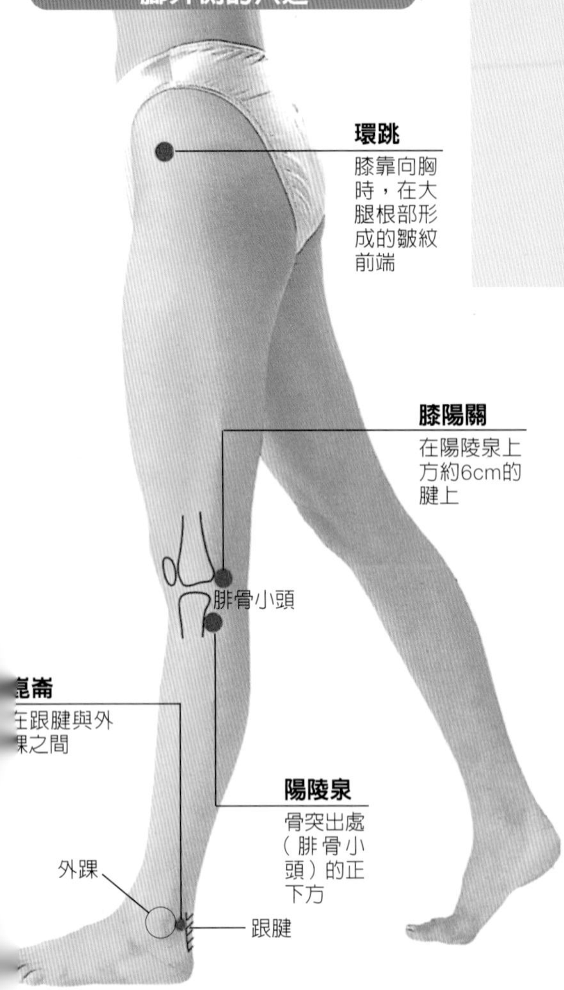

穴道的按壓法

膝陽關的按壓法

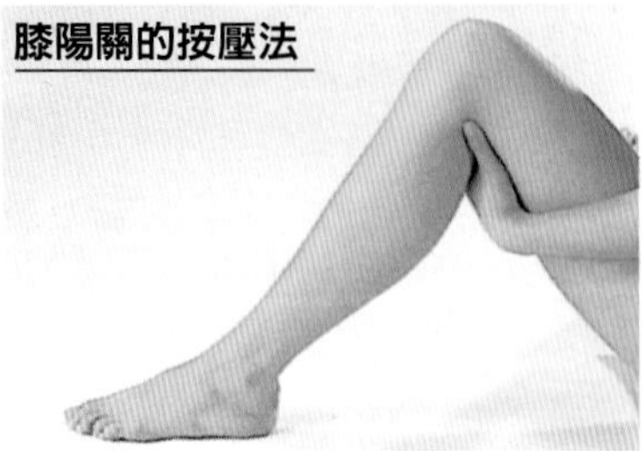

緩和壓痛似地用拇指指腹按壓。

陽陵泉的按壓法

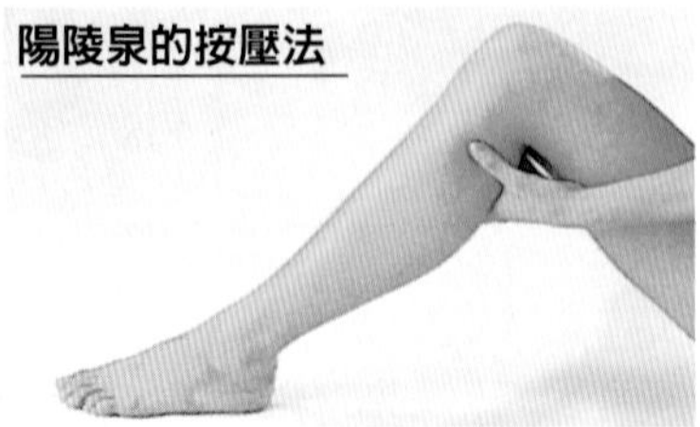

從小腿肚側朝足脛按壓。

腳 穴道及其按壓法

膝陽關……髕骨（膝蓋頭）外側上方的穴道。在距離陽陵泉上方6cm處仔細找尋，會發現膝外側的股骨隆起處。在此隆起上方粗大的肌腱上，就是膝陽關，別名「寒府」，對膝外側因寒冷而疼痛時，特別有效。按壓時有壓痛感，為了緩和壓痛而進行指壓。

陽陵泉……觸摸腳外側，靠近膝後方會發現突出的骨（腓骨小頭）。在其下方的就是陽陵泉，別名「筋會」。這是用來治療肌肉和筋疾病的穴道，要朝足脛方向指壓。

崑崙……外踝與跟腱間溝中的穴道，對小腿肚的抽筋有效。試著按壓，抓著跟腱似地揉捏，就可以巧妙

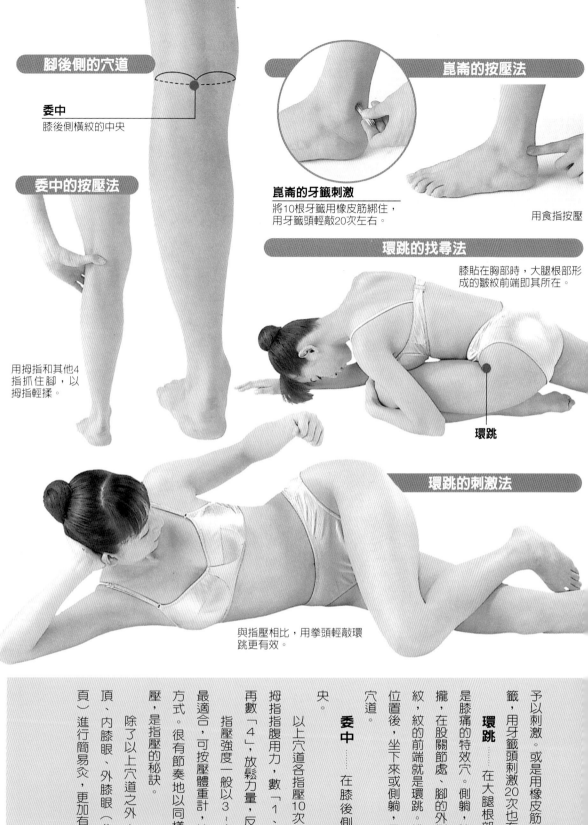

腳後側的穴道

委中
膝後側橫紋的中央

委中的按壓法

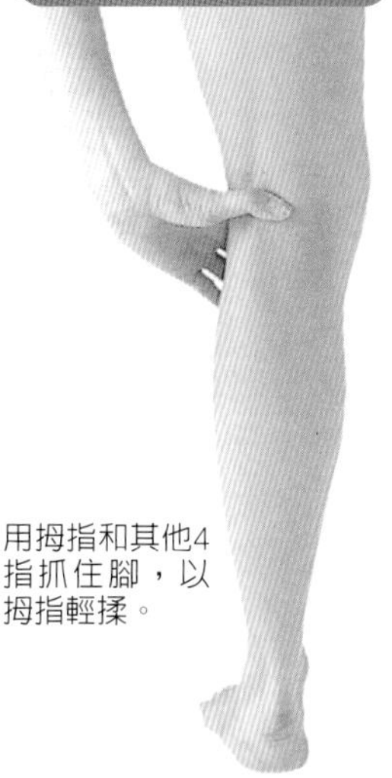

用拇指和其他4指抓住腳，以拇指輕揉。

崑崙的按壓法

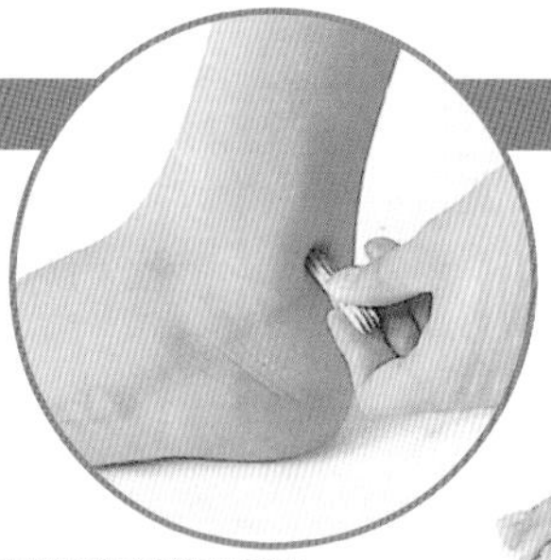

崑崙的牙籤刺激
將10根牙籤用橡皮筋綁住，用牙籤頭輕敲20次左右。

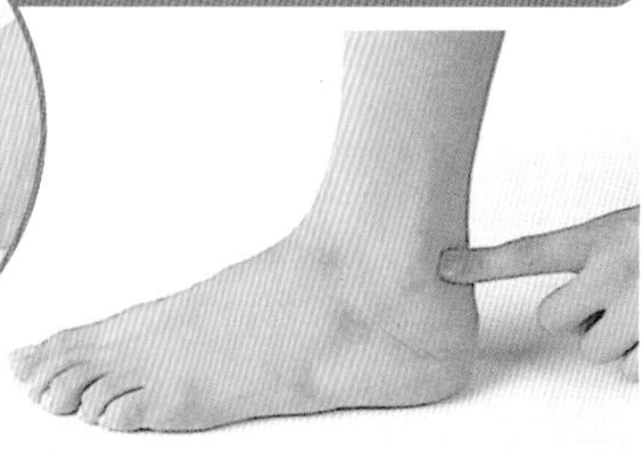

用食指按壓

環跳的找尋法

膝貼在胸部時，大腿根部形成的皺紋前端即其所在。

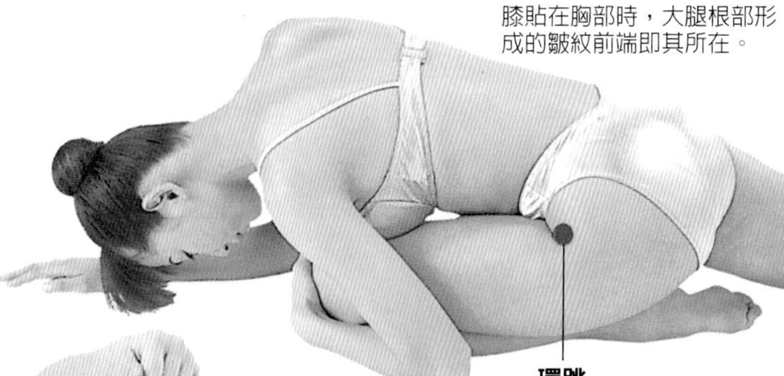

環跳

環跳的刺激法

與指壓相比，用拳頭輕敲環跳更有效。

予以刺激。或是用橡皮筋綁住10根牙籤，用牙籤頭刺激20次也有效。

環跳……在大腿根部的穴道，是膝痛的特效穴。側躺，膝向胸部靠攏，在股關節處、腳的外側會形成深紋，紋的前端就是環跳。找到穴道的位置後，坐下來或側躺，用拳頭敲打穴道。

委中……在膝後側橫紋的中央。

以上穴道各指壓10次。指壓時，拇指指腹用力，數「1、2、3」，再數「4」，放鬆力量，反覆進行。指壓強度一般以3～4kg的力量最適合，可按壓體重計，練習用力的方式。很有節奏地以同樣的力量按壓，是指壓的秘訣。

除了以上穴道之外，同時對鶴頂、內膝眼、外膝眼（參考30～31頁）進行簡易灸，更加有效。

（竹之內）

膝痛去除法

膝痛的人因為疼痛，致使膝的活動受到限制，因此肌肉會萎縮、衰退，結果更加造成膝關節的負擔，成為發生疾病的原因。

按摩可以放鬆僵硬的肌肉，具有緩和疼痛的作用，使膝的活動輕鬆。併用體操療法，可以防止肌肉的衰退，效果極大。

膝的按摩
要放鬆腳的力量，
放鬆之後再進行。

按摩的部位（膝的後側）

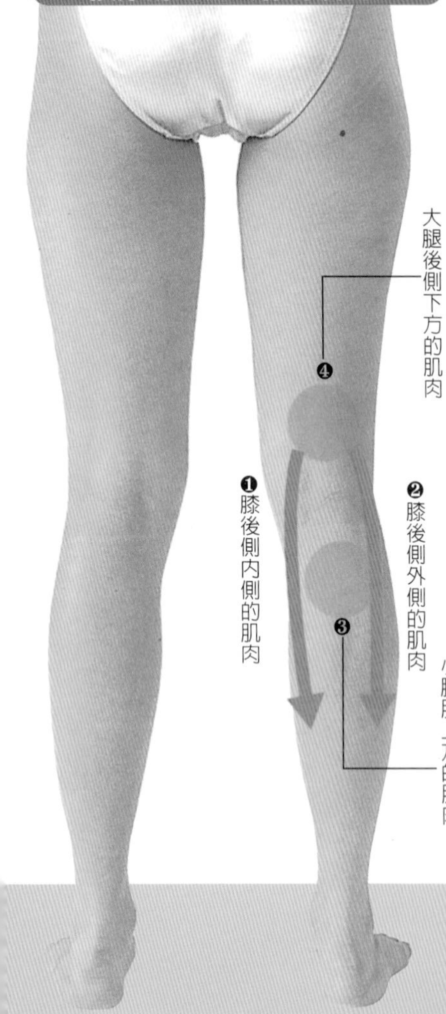

膝蓋頭的按摩

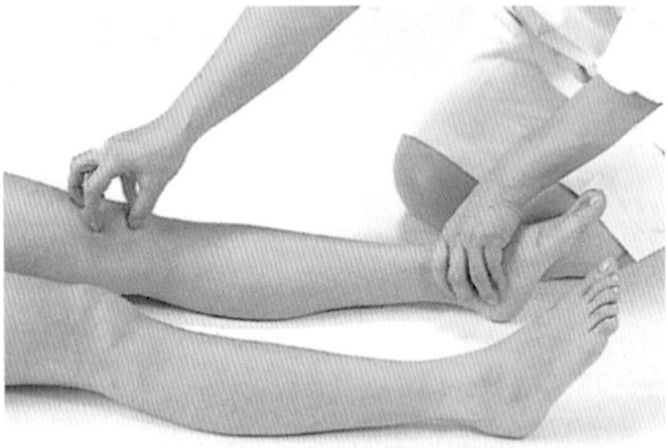

手指抵住膝蓋周圍的陷凹處，繞膝蓋頭。

可以在膝下方墊坐墊等

膝的按摩

在腳的力量放鬆的情況下，對疼痛側的腳進行按摩。

①接受按摩者仰躺，在膝下放對摺的坐墊或枕頭，使腳放鬆。

②按摩是從髕骨（膝蓋骨）開始。進行按摩者將手指插入膝蓋骨周圍的陷凹處，抓住膝蓋骨，以畫圓的方式繞膝蓋骨10次。腳若是用力，就無法順利進行，所以一定要放鬆。

③接著，接受按摩者俯臥，在下肢下方墊對摺的坐墊或枕頭。

④用拇指和其他4指大力抓住膝後側的內側肌肉，整個手像畫大圓似的

按摩膝蓋頭的姿勢

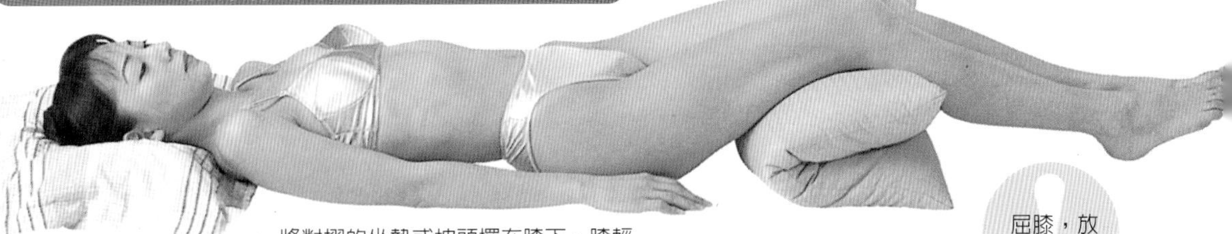

將對摺的坐墊或枕頭擺在膝下，膝輕微彎曲。

屈膝，放輕鬆。

按摩膝後側的姿勢

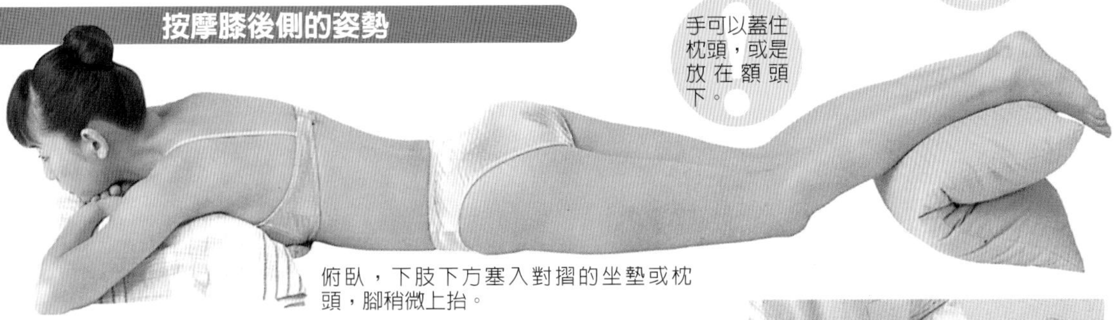

手可以蓋住枕頭，或是放在額頭下。

俯臥，下肢下方塞入對摺的坐墊或枕頭，腳稍微上抬。

大腿的按摩

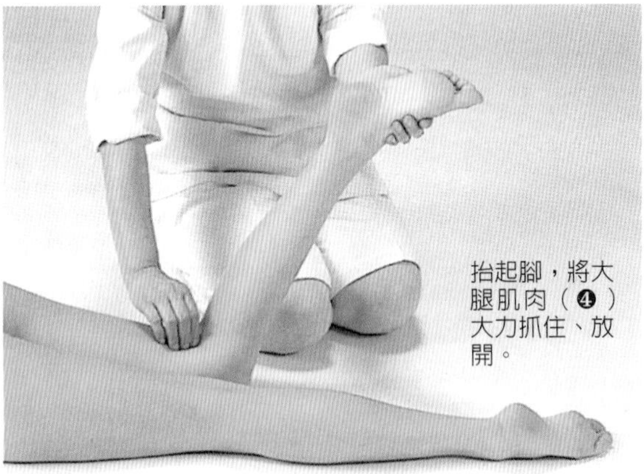

抬起腳，將大腿肌肉（❹）大力抓住、放開。

按摩膝後側內側的肌肉

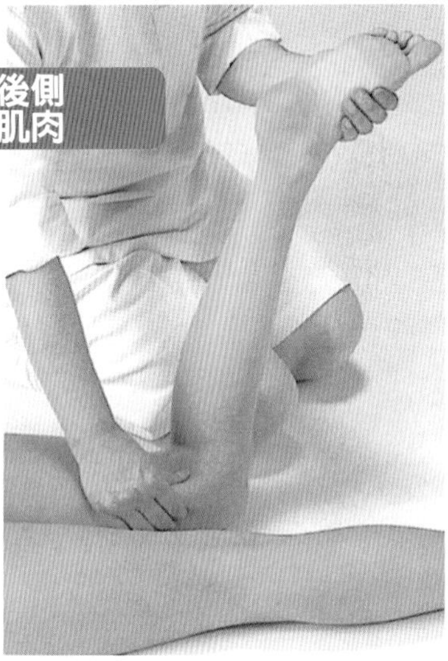

腳抬起，大力抓住肌肉，慢慢繞（❶）。

繞肌肉，每一處繞5～6次，按摩至小腿肚中央為止，再回到原處。反覆進行5～6次。

⑤膝後側的外側肌肉以同樣方式，按摩到小腿肚中央為止。

⑥接著，大力抓住膝後側附近、小腿肚上方的肌肉，慢慢繞5～6次。

⑦大腿處的肌肉也要加以按摩。

用手扶住疼痛側的腳背，抬起45度，即可放鬆大腿內側的肌肉。膝後側正上方大腿肌肉要大力抓住，5～6秒後再放開，反覆5～10次。

以上是一次的療程，一天1～2次，要花點時間好好地做。

不論是大腿或小腿肚，抓肌肉時都要用力抓。如果抓的範圍較小，或是像在捏似的，就會損傷肌腱。繞膝蓋頭時，若覺得很痛，只要按摩膝的後側就有足夠的效果。

（今江）

膝痛去除法 6

緩和疼痛的大腿體操

配合疼痛程度選擇運動，秘訣是早晚慢慢進行。

治療膝痛的方法中，在醫院一定會進行的，就是股四頭肌（大腿前面的肌肉）的運動。股四頭肌是能將膝伸直的粗大肌肉。因為膝痛的緣故，膝的活動受到限制，前端會變得細瘦，對於用肌肉支撐的膝關節會直接造成負擔，使膝關節的毛病惡化。

要恢復這些衰弱肌肉的力量，斷絕疼痛，一定要做以下運動。配合疼痛的程度選擇運動，早晚各進行10~20次。

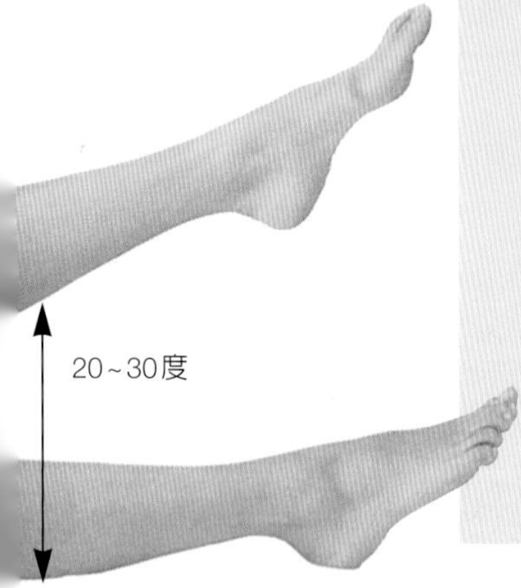

活動膝蓋頭的運動

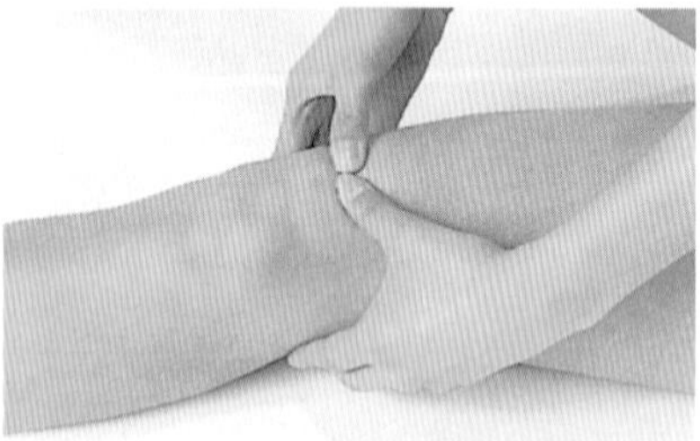

大腿用力

大腿用力時，膝蓋頭會朝大腿側移動1~2cm。

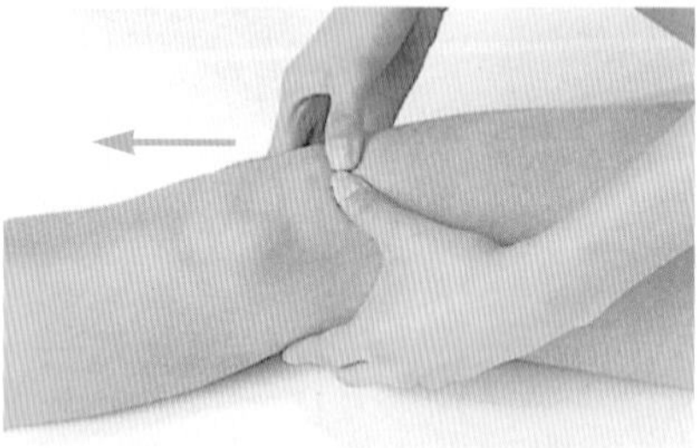

將膝蓋頭下壓

腳放鬆，用雙手拇指輕輕將膝蓋頭下壓。

活動膝蓋頭的運動（等張運動）

收縮股四頭肌，不動膝關節的運動。疼痛強烈、膝無法活動，或是剛做完膝手術復健時可以使用。

①疼痛的腳伸直，用雙手拇指輕輕下壓膝蓋頭。

②保持這個姿勢，大腿慢慢用力，膝蓋頭朝大腿方向移動。這時大腿要保持用力狀態，靜止5秒鐘再放鬆力量。

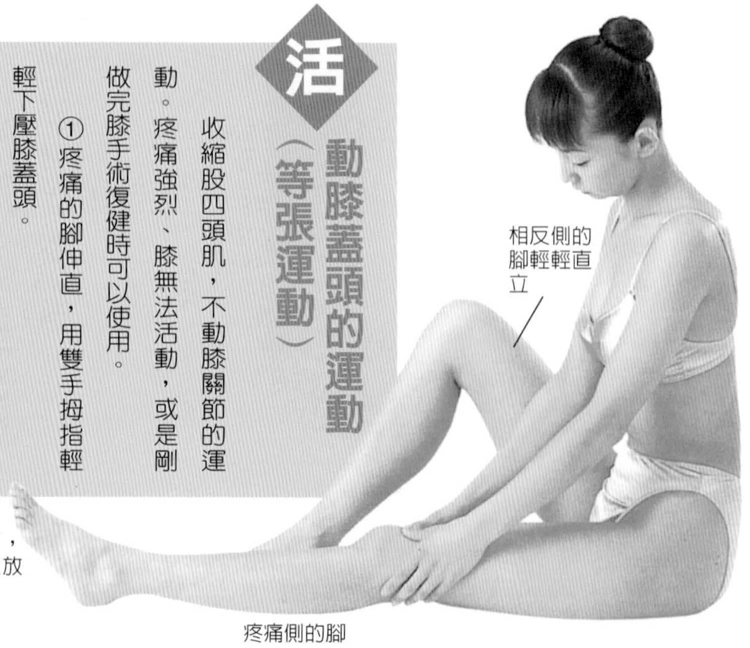

疼痛側的腳伸直坐下，相反側的腳輕輕直立放輕鬆。

躺著進行的抬腳運動（等張運動）

膝關節還是不動，但比起膝蓋頭的運動，對股四頭肌的力量更強，適合比較有肌力的人。

①躺著，腳伸直。

②疼痛的腳慢慢向上抬起20~30cm左右，保持這個姿勢5秒鐘，再慢慢放下來。不要突然放下腳，等腳著地就放鬆力量。

做這個運動時，若把腳抬高超過30度，就不是股四頭肌運動，而是腹肌運動，所以一定要注意。

等長運動能輕鬆進行之後，可以在腳踝掛1kg左右的重物進行這個運動。

躺著進行的抬腳運動

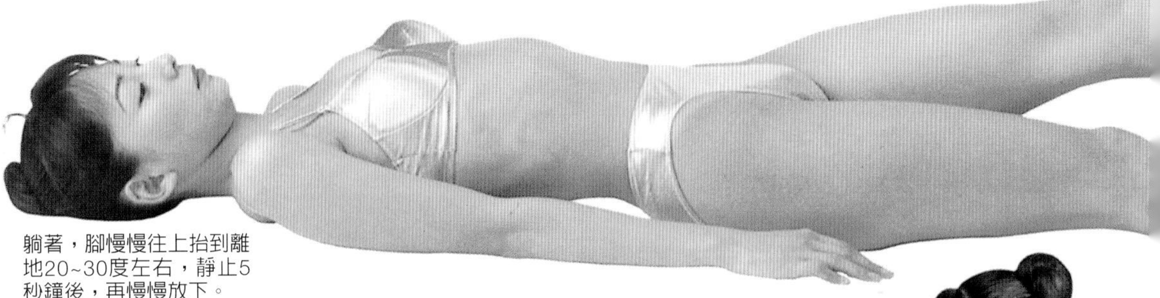

躺著，腳慢慢往上抬到離地20~30度左右，靜止5秒鐘後，再慢慢放下。

在椅子上進行的抬腳運動（等張運動）

腳上掛著重物，增加抵抗感，肌肉會逐漸發達。

①腳踝綁1kg左右的重物（綁重錘帶或穿滑雪靴），坐在椅子上。

②保持這個姿勢，慢慢把腳伸直到水平狀態，靜止5秒鐘再慢慢放下腳。

這個運動能輕鬆做20次之後，再增加0.5kg的重物。女性以3kg為限，男性以4kg為限，這時減少次數也無妨。（鈴木）

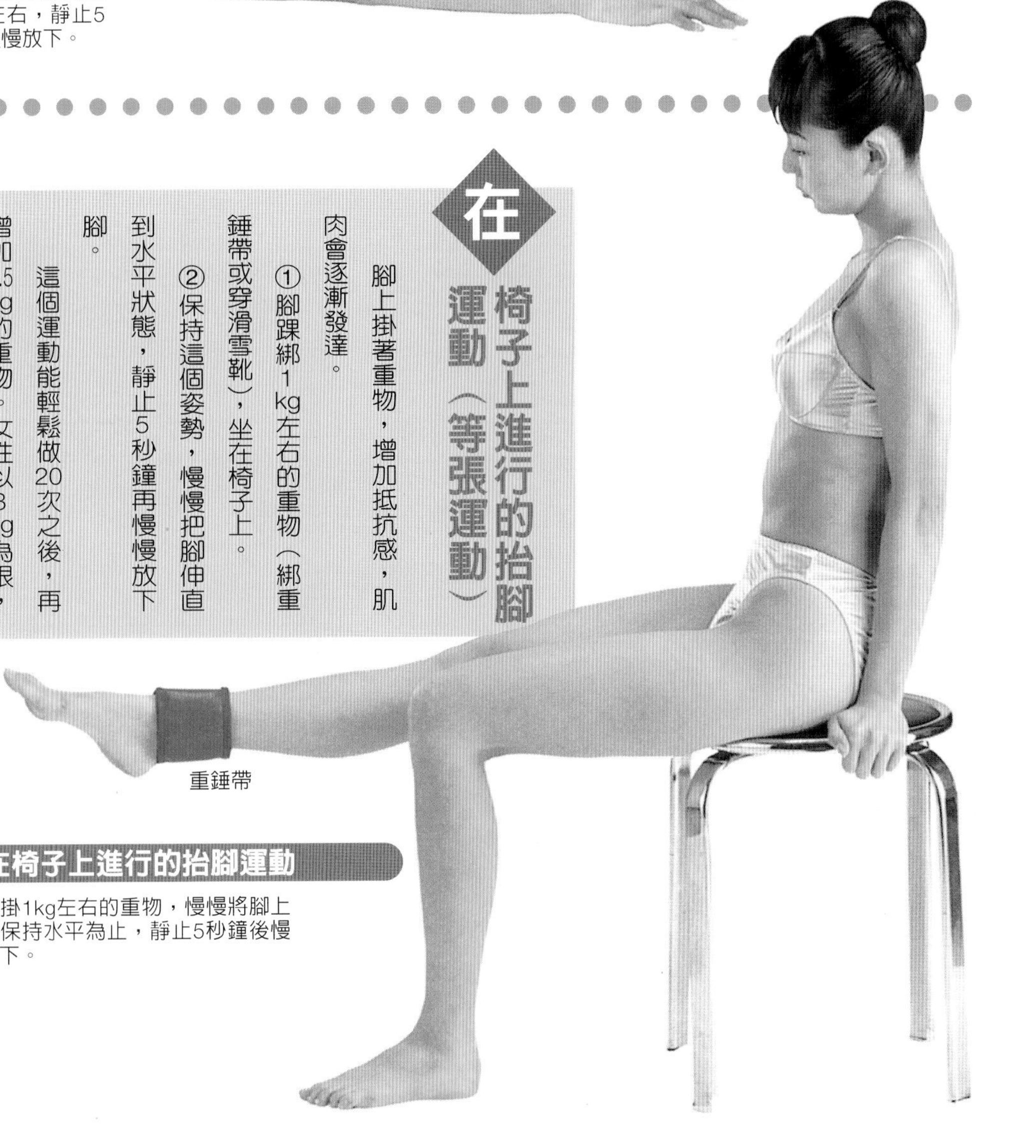

坐在椅子上進行的抬腳運動

腳踝掛1kg左右的重物，慢慢將腳上抬至保持水平為止，靜止5秒鐘後慢慢放下。

7 減輕疼痛、保護膝的體操

要保護膝，必須均衡鍛鍊大腿及小腿肚的肌肉。

小腿肚肌（小腿三頭肌）的強化與股四頭肌一樣重要，都是治療膝痛不可或缺的。

膝的活動與股四頭肌、大腿內側肌、小腿三頭肌三種肌肉有關。大腿內側肌是屈膝肌肉，具有強大的肌力。僅次於股四頭肌容易衰退的，是小腿肚的肌肉，也就是小腿三頭肌。

小腿三頭肌是彎曲腳踝或伸直膝時保持伸直狀態的肌肉。要保護膝，則容易衰退的股四頭肌和小腿三頭肌一定要給予均衡的鍛鍊。

腳尖上下運動

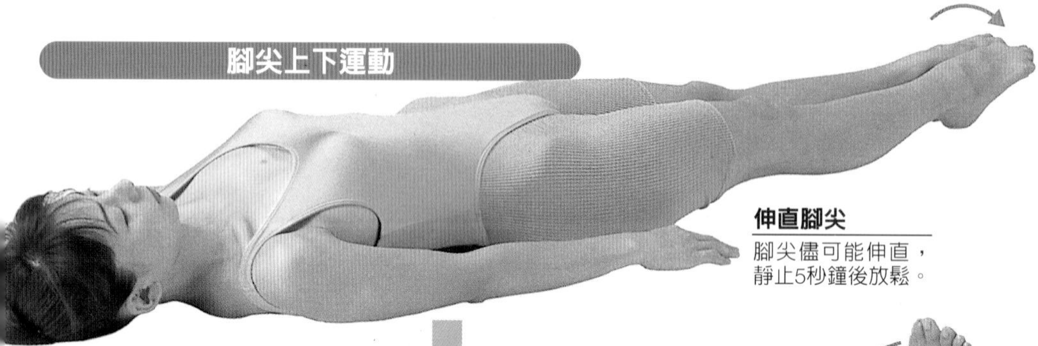

伸直腳尖

腳尖儘可能伸直，靜止5秒鐘後放鬆。

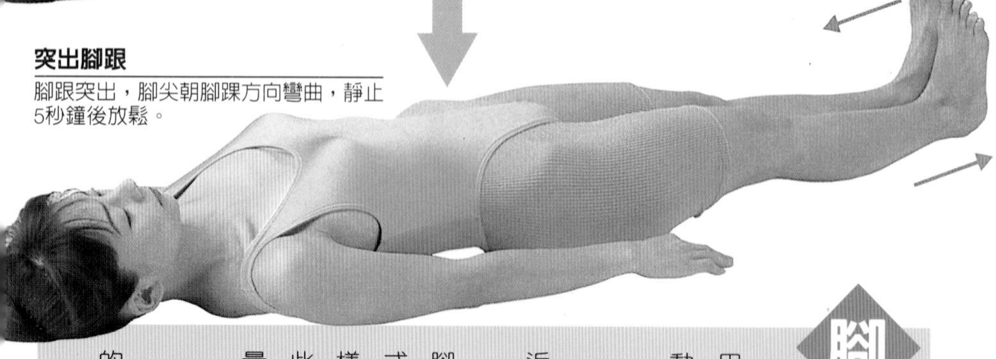

突出腳跟

腳跟突出，腳尖朝腳踝方向彎曲，靜止5秒鐘後放鬆。

腳尖上下運動

小腿肚的肌肉可藉著活動腳踝、用力腳尖，來加以強化。進行這個運動，即使是疼痛者也不會覺得疼痛。

①腳伸直，仰躺。

②腳尖伸直，腳背彎曲，腳尖接近地面，用力5秒鐘之後放鬆。

③接著做伸直腳跟的運動。雙腳腳跟儘量突出，或是就疼痛的腳重點式進行。腳尖朝向腳踝方向彎曲，這樣會發現小腿肚的肌肉伸直了。保持此狀態靜止5秒鐘後，放鬆腳的力量。

1天進行20～30次。

做過這個運動之後，可以去除腳的倦怠。

踮腳尖運動

稍微有肌力的人使用踮腳尖的方法也不錯。

①手輕輕貼於牆壁，取得平衡後，慢慢用腳尖站立。

②保持這個姿勢，靜止3秒鐘，慢慢放下腳跟。

1天進行10~20次，小腿肚易累，一定要藉著泡澡去除疲勞。

踮腳尖運動

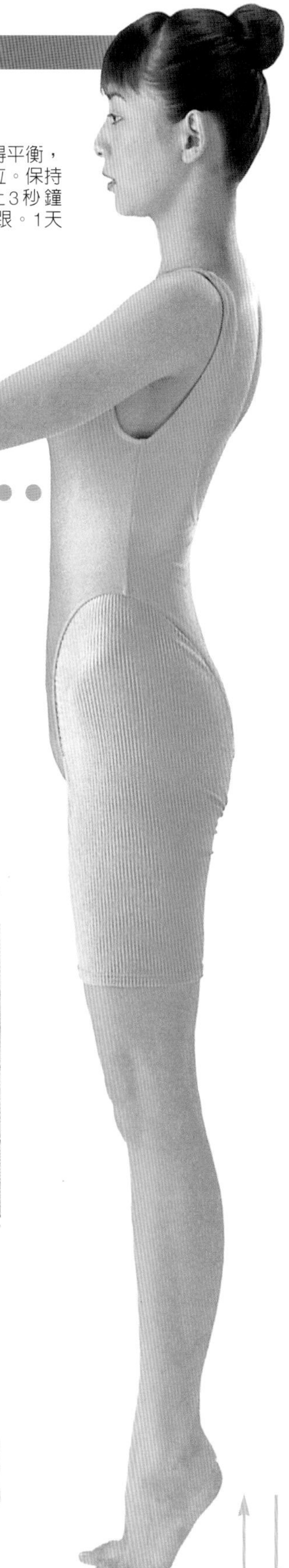

手貼著牆壁，取得平衡，慢慢地用腳尖站立。保持這個姿勢，靜止3秒鐘後，慢慢放下腳跟。1天進行10~20次。

橡皮帶體操

將寬的橡皮帶圈兩圈，拿起一端成圈。要是沒有橡皮帶，可用皮帶代替。

①坐在椅子上，手握著圈的一邊，以疼痛側的腳底勾住圈的另一邊。

②腳底稍微上抬，橡皮帶往上拉。

③腳用力，慢慢踩踏勾在腳上的圈，靜止3秒鐘後放鬆力量。

1天反覆進行20~30次。

（鈴木）

橡皮帶體操

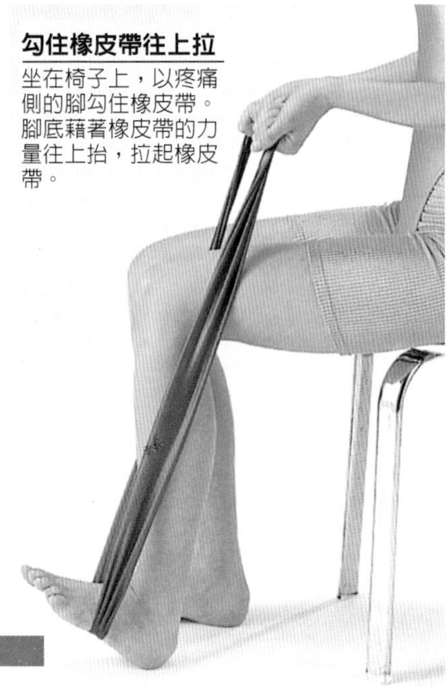

勾住橡皮帶往上拉

坐在椅子上，以疼痛側的腳勾住橡皮帶。腳底藉著橡皮帶的力量往上抬，拉起橡皮帶。

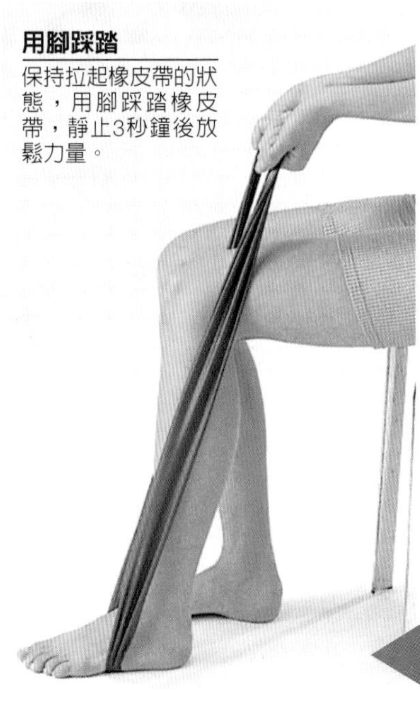

用腳踩踏

保持拉起橡皮帶的狀態，用腳踩踏橡皮帶，靜止3秒鐘後放鬆力量。

泡澡、淋浴治療

要減輕膝痛，溫熱患部很重要，學會一些秘訣，更能提高泡澡、淋浴的效果。

首先是洗澡水的溫度為38～40度，感覺稍微溫熱的程度。

國人很喜歡42～44度的熱水澡。熱水澡雖能暫時使身體覺得溫暖，但無法從體內產生溫熱。

泡熱水澡會覺得身體很快就溫暖了，但這只是表面而已，身體內部並未充分溫熱。而且熱水澡並不能使肌肉放鬆，反而會刺激肌肉，使其緊張。

花20～30分鐘慢慢泡溫水澡，對腰痛很有效。不論是腰痛或膝痛，都要以膝直立的姿勢泡澡。

小腿肚的按摩

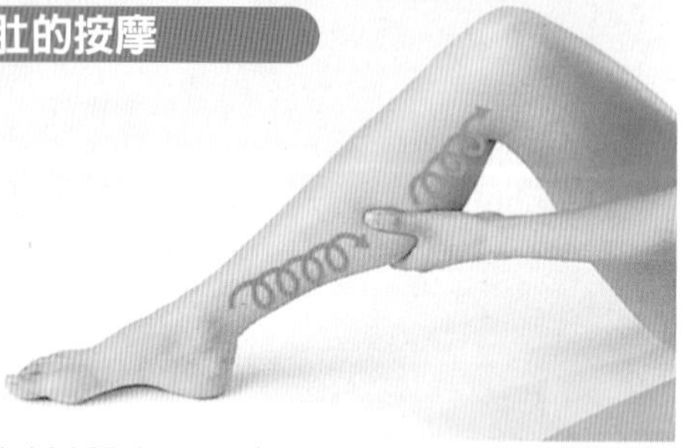

大把抓小腿肚，一邊畫小圓，一邊由下往上揉捏。

大腿內側的按摩

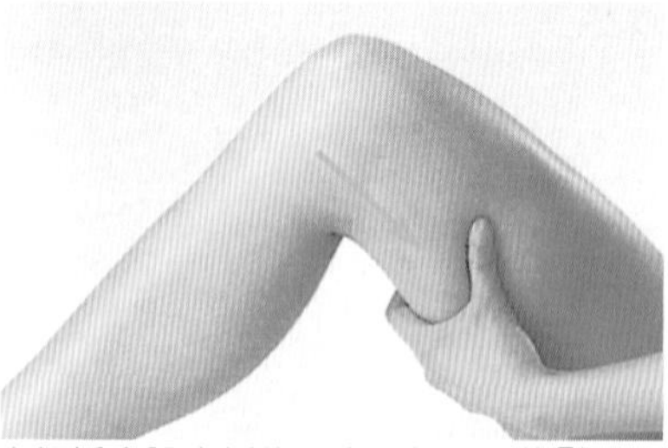

大把抓大腿內側的肌肉，輕握再放鬆，由膝往上按摩。

膝後面的按摩

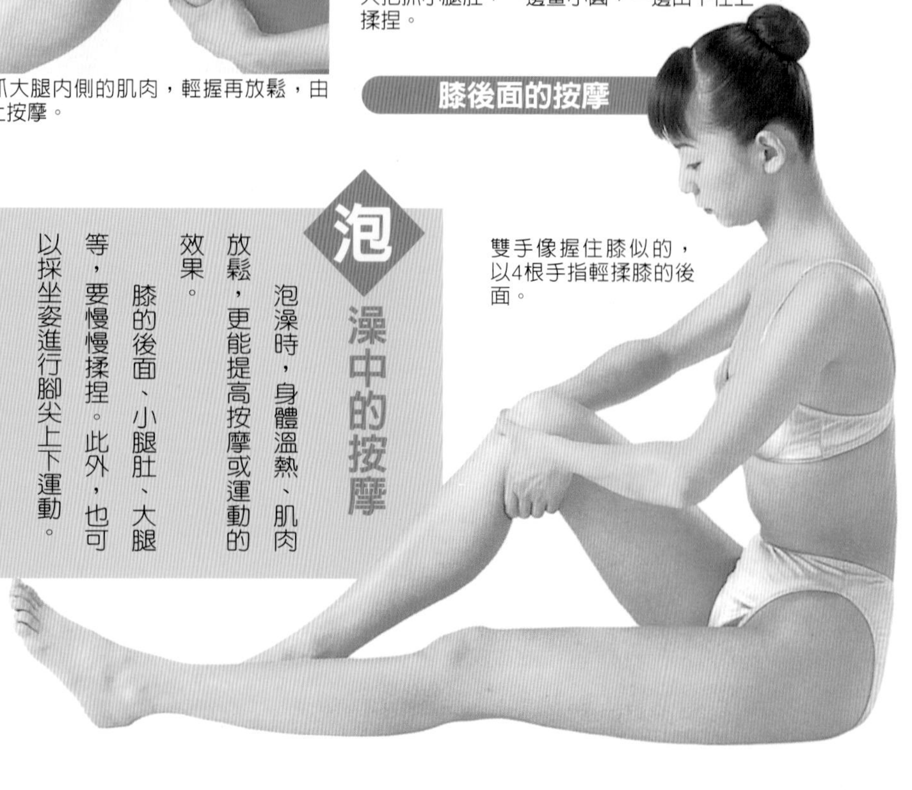

雙手像握住膝似的，以4根手指輕揉膝的後面。

泡澡中的按摩

泡澡時，身體溫熱、肌肉放鬆，更能提高按摩或運動的效果。

膝的後面、小腿肚、大腿等，要慢慢揉捏。此外，也可以採坐姿進行腳尖上下運動。

交替浴

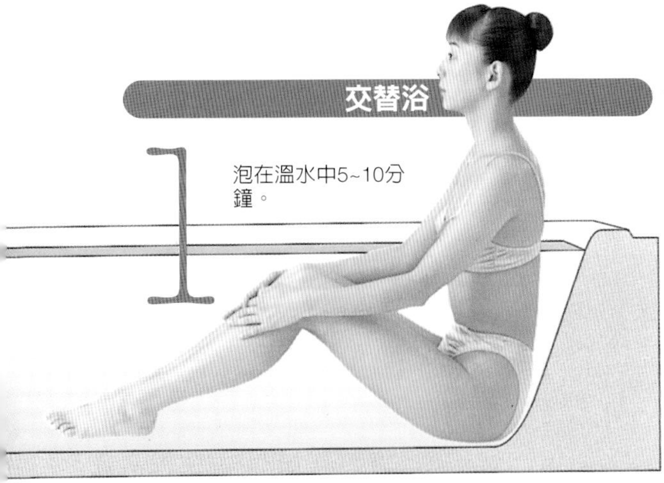

1 泡在溫水中5~10分鐘。

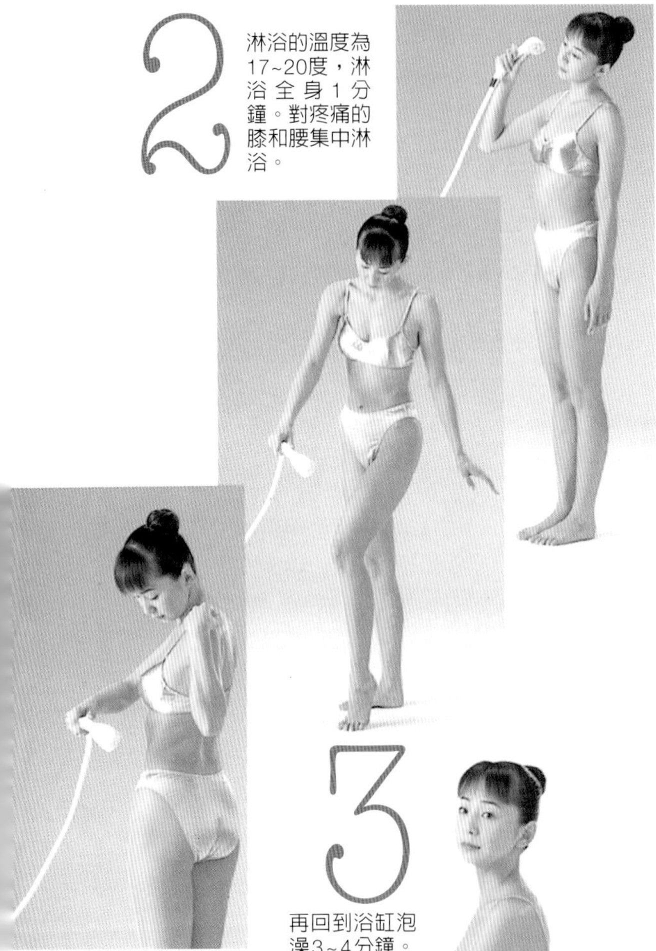

2 淋浴的溫度為17~20度，淋浴全身1分鐘。對疼痛的膝和腰集中淋浴。

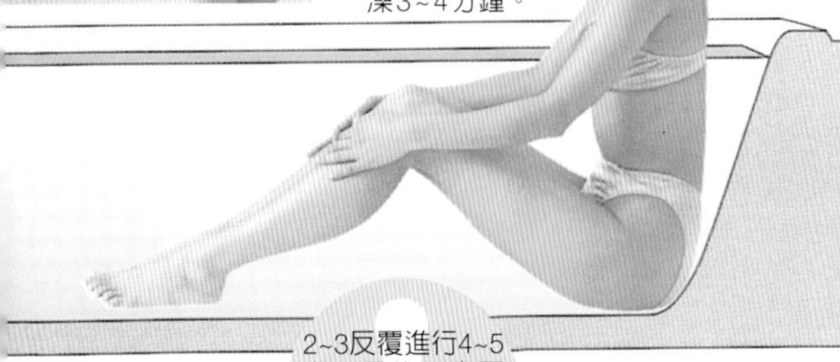

3 再回到浴缸泡澡3~4分鐘。

2~3反覆進行4~5次，最後一定要浸泡在浴缸中，充分溫熱身體後再起身。

膝直立，慢慢浸泡在溫水中，亦可使用交替浴。

交替浴

積極活用泡澡的方法就是交替浴。這是藉著溫熱作用及輕微的冷刺激，促進膝周圍血液循環的泡澡法。

①先在38~40度的溫水中泡5~10分鐘，溫熱身體。

②淋浴的溫度為17~20度。淋浴全身1分鐘。17~20度是比盛夏時陽光照射的水再熱一些的溫度。特別是疼痛的膝和腰可以集中淋浴。

③再次回到浴缸中泡澡3~4分鐘。

溫浴和冷刺激反覆進行4~5次。一定要從溫浴開始，到溫浴結束。

如此可使血管反覆收縮、擴張，鞏固血管，促進血液循環。反覆5次，身體就能發熱溫暖，疼痛也能減輕。

比起普通的泡澡，交替浴更能有效地溫熱身體，降冬時期只要提高浴室溫度，就不必擔心感冒的問題了。

（鈴木）

腳尖上下運動

伸直腳尖。

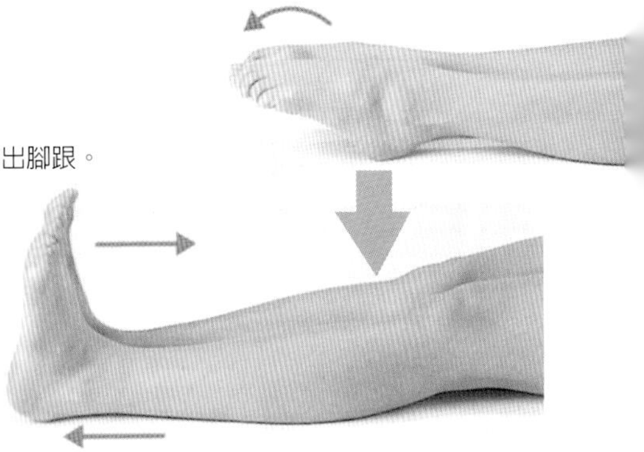

突出腳跟。

9 防止復發的姿勢與走路方式

要防止膝痛復發，除了減輕膝的負擔，平常就要強化膝。

①消除肥胖、②維持正確姿勢、③強化肌肉，這三點是不可或缺的。

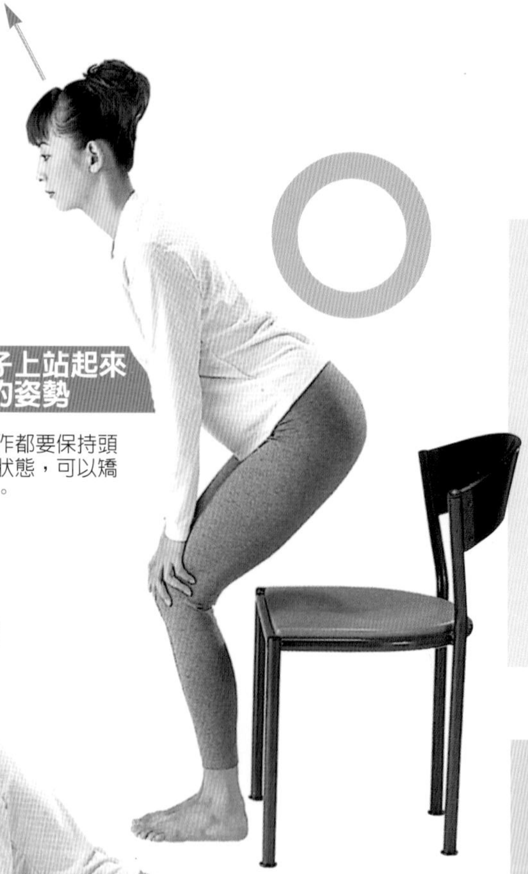

從椅子上站起來的姿勢

所有動作都要保持頭上挺的狀態，可以矯正駝背。

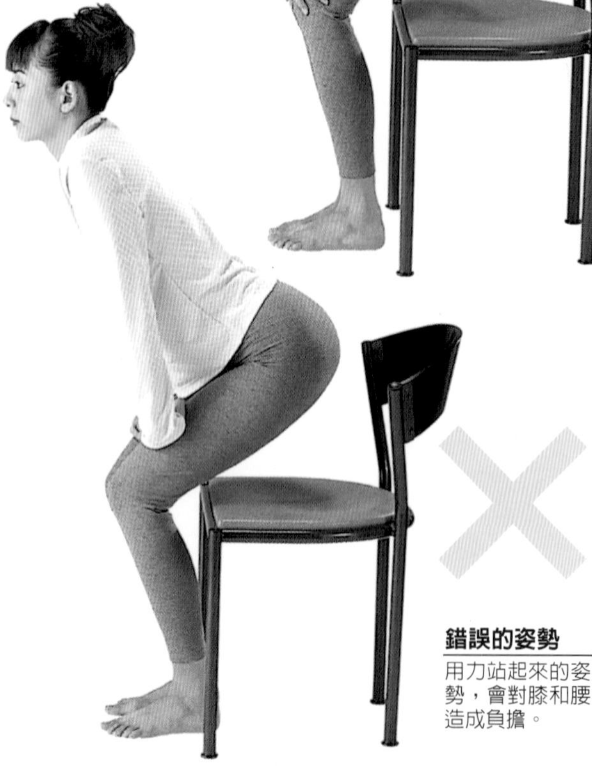

錯誤的姿勢

用力站起來的姿勢，會對膝和腰造成負擔。

消除肥胖

肥胖的人光是站著就會對膝造成過重的負擔。體重至少要降到身高減掉100的數值，只要這樣就能治癒輕微的膝痛。

維持正確姿勢

與體重一樣，姿勢也會對膝造成負擔。

要取得正確的姿勢，首先必須挺直背肌。站的時候想像頭上綁了一顆氣球拉著頭，頭就能自然上挺，背肌也同時挺直。

進食或刷牙時，要經常保持頭的筆直狀態。

挺直背肌，背骨就能維持原本的生理彎曲，防止對膝或腰造成勉強的負擔。

像有氣球綁著頭似地挺直背肌，以「好的姿勢」用餐。

用餐時的姿勢

用餐時頭要保持上挺。

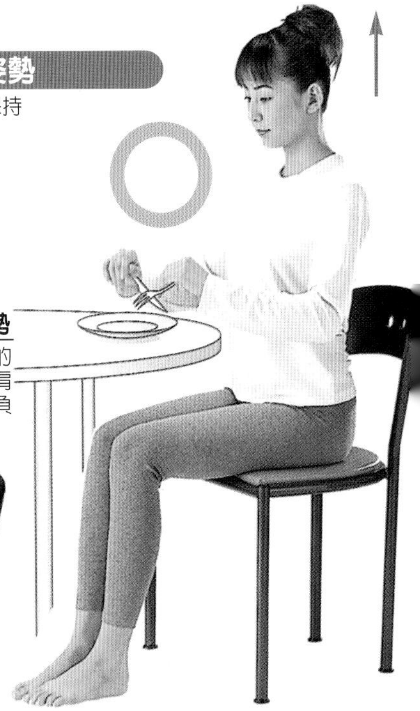

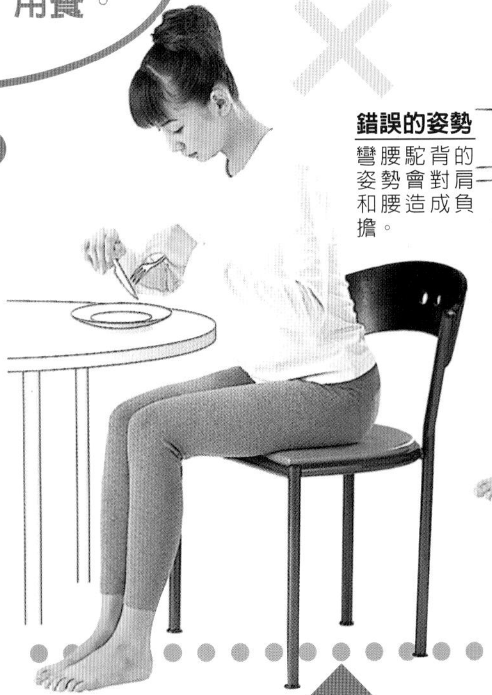

錯誤的姿勢

彎腰駝背的姿勢會對肩和腰造成負擔。

好的走路方式

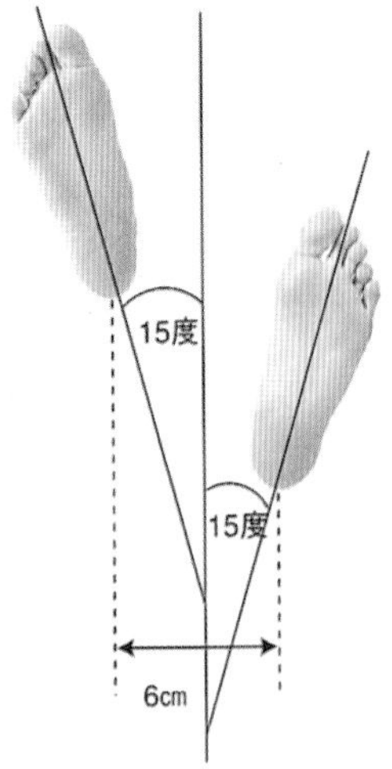

鍛鍊肌肉的走路方式

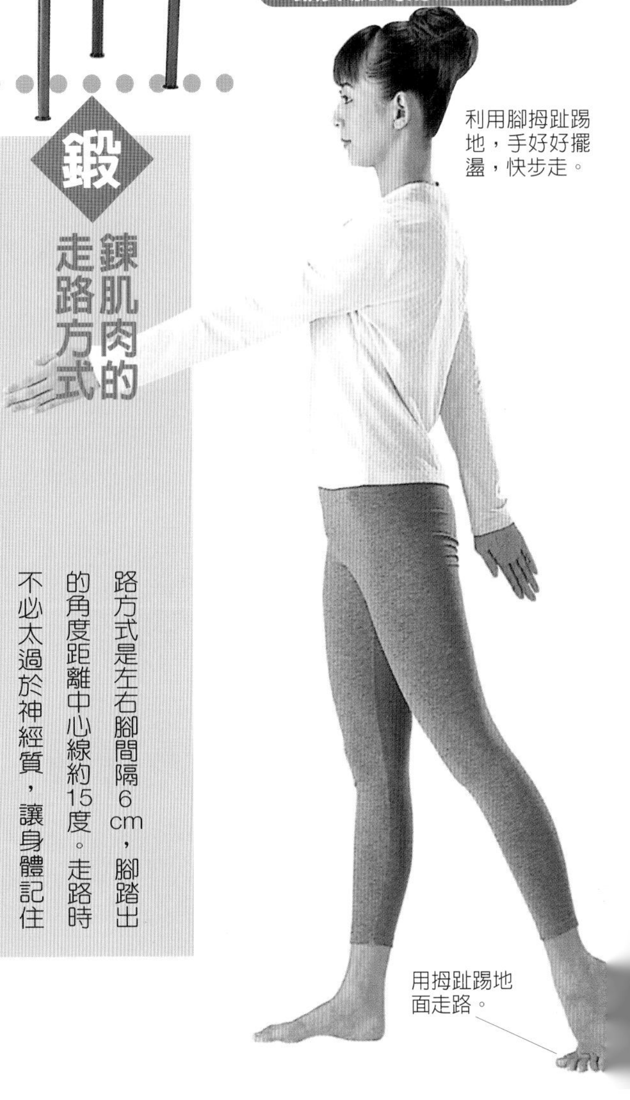

利用腳拇趾踢地，手好好擺盪，快步走。

用拇趾踢地面走路。

鍛鍊肌肉的走路方式

要預防膝痛、防止復發，一定要積極鍛鍊膝的肌肉。

最適合的方法是經常走路。利用以下方法每天走20～30分鐘，就能強化圍繞膝的肌肉，保護膝關節。

首先頭要保持姿勢的項目中的挺直狀態，背肌便可自然挺直。

膝伸直，雙手好好擺盪走路，就能自然增大步幅。好的走路方式是左右腳間隔6cm，腳踏出的角度距離中心線約15度。走路時不必太過於神經質，讓身體記住這種感覺。

最重要的是，腳的拇趾指腹要貼在地面，稍微加快腳步走路。男性每分鐘走90～120m，女性走80～90m。最初的3～4分鐘慢慢走，然後逐漸加快速度。脈搏跳動的次數，年長者1分鐘不可以超過120次。利用腳的拇趾的踢力和快步走，就能夠有效地鍛鍊膝的肌肉。

（鈴木）

膝痛去除法

10 使用手杖減輕膝的負擔

據說膝痛很難治癒，因為體重的負荷無可避免地會加諸膝上。年輕人按照前述方法強化肌力，減輕膝的負擔，就能儘早去除疼痛。

但膝關節變形較嚴重的高齡者，只能暫時緩和疼痛，無法完全從疼痛中解放出來，因此經常躲在家中，導致腳的肌肉更加衰弱，對全身健康造成不良影響。

為了避免這種惡性循環，要應用手杖減輕

手杖的位置

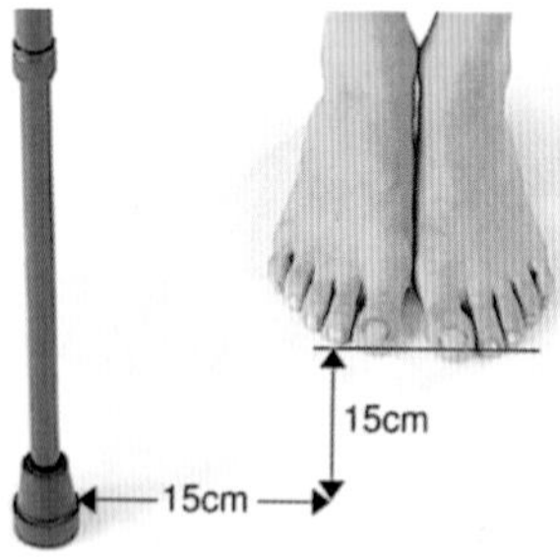

手杖的選擇方式

選擇T字形或逆L字形的手杖，前端帶有橡皮止滑墊較好。使用時止滑墊會磨損，要常更換。

手杖長度選擇方法如下：

①挺直站立時，手杖擺在腳趾前方15cm處，再從此處朝外側成直角15cm處。

②選擇此時與股骨根部的骨頭（大轉子，側躺時臀部最高的部分）同高的手杖。拿著手杖的手肘彎曲度為30度。

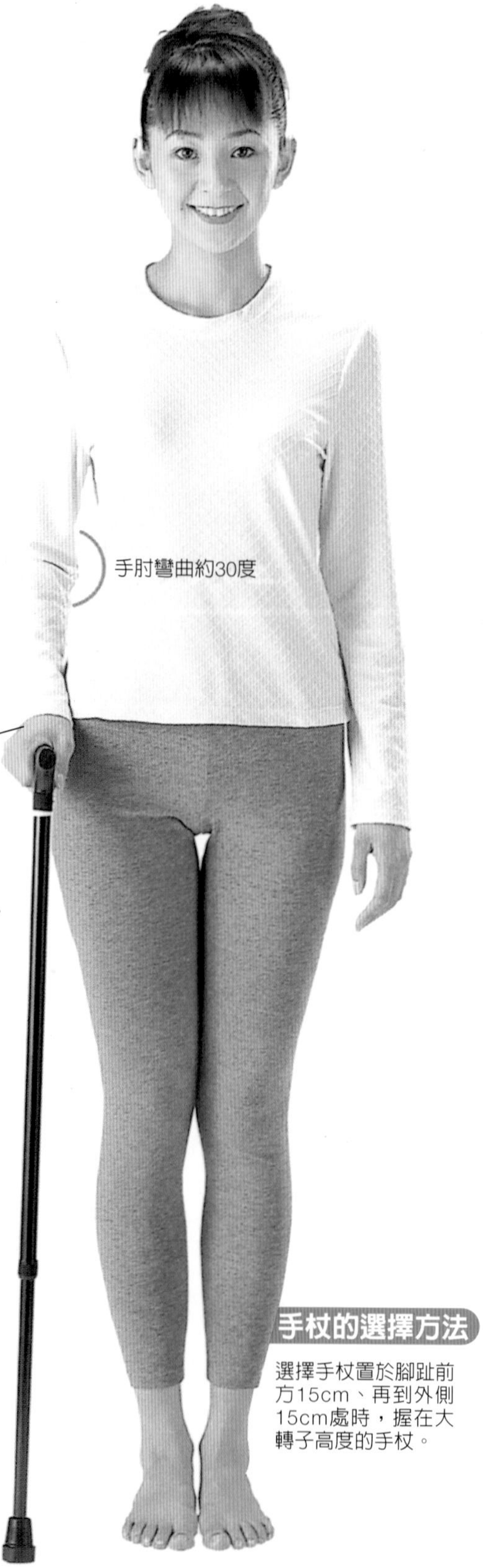

手杖的選擇方法

選擇手杖置於腳趾前方15cm、再到外側15cm處時，握在大轉子高度的手杖。

走路時，將高度為股骨根部的手杖拿在不痛的那一側，體重置於健康腳和手杖上。

疼痛，擴大活動範圍。國內很多人對使用手杖有抗拒感，但它能緩和走路時的疼痛，是很好的方法。對高齡者而言，走路可以防止腰、腳的衰退，也能保持與社會的接觸，絕對不要因為疼痛而躲在家中不出門。

使用手杖的走路方式

很多人會將手杖拿在疼痛的腳的那一邊，可能是認為這樣能減輕疼痛的腳的負擔，但這是錯誤的想法。手杖一定要拿在不會疼痛的腳的那一邊（健康腳側）。左膝疼痛的人，必須用右手拿手杖。

拿手杖走路的方式，依疼痛程度與障礙程度的不同而有所不同。這裡要介紹的方法是，將體重置於腳的走路方式。

①一開始，疼痛的腳與手杖同時往前伸出，體重置於健康腳上。

②接著，體重置於手杖，健康腳要放在往前伸出的手杖與疼痛的腳的前方。

反覆這個動作走路，體重由手杖及健康腳來負擔，就能減輕疼痛。

（鈴木）

使用手杖的走路方式

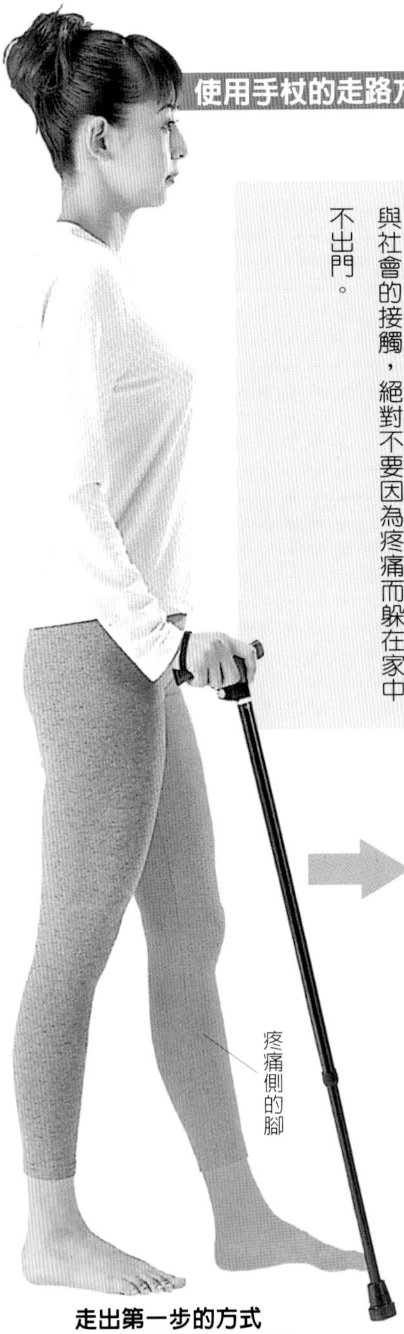

走出第一步的方式

由上方握住手杖，用不痛那一邊的手拿。疼痛的腳與手杖同時向前伸出。

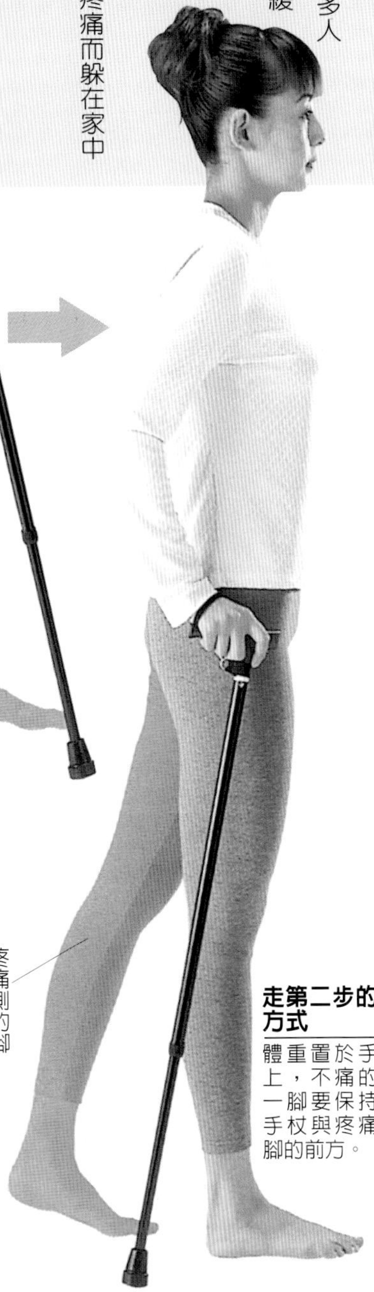

走第二步的方式

體重置於手杖上，不痛的那一腳要保持在手杖與疼痛的腳的前方。

11 減輕疼痛的腳底道具

訴說膝痛的人，女性比男性多，最大的理由在於肥胖與O型腳（正確說法是膝內翻）。女性肌力本來就比較弱，一旦肥胖，活動身體或是走路時會對膝造成極大的壓力。

會增大這個壓力的，就是O型腳。我們的腳伸直時，膝外側約為175～177度，亦即以略帶X型腳的狀態來支撐身體。但是O型腳的人並不是以腳的中心支持體重，而是以膝的內側支持。重心的差距加上肥胖，就成為膝關節損傷的原因。

尤其是變形性膝關節的人，80%以上都有O型腳的情形。用X光看關節時發現，內側關節之間狹窄，軟骨磨損，

室內用的腳底道具

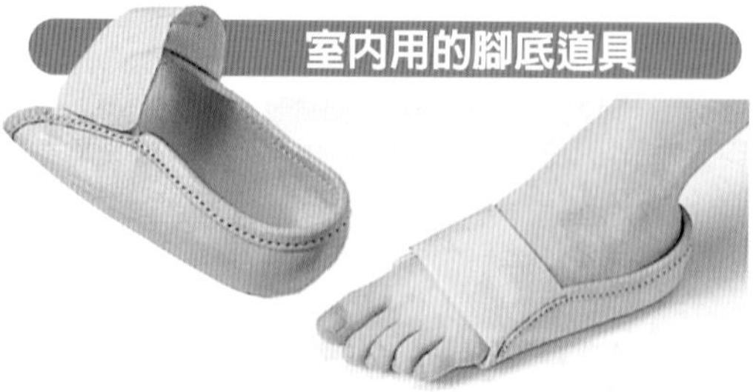

外緣增厚的鞋墊成品

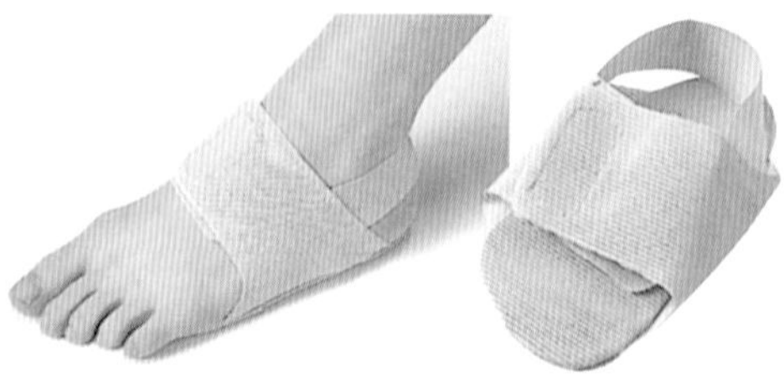

草鞋的增高處

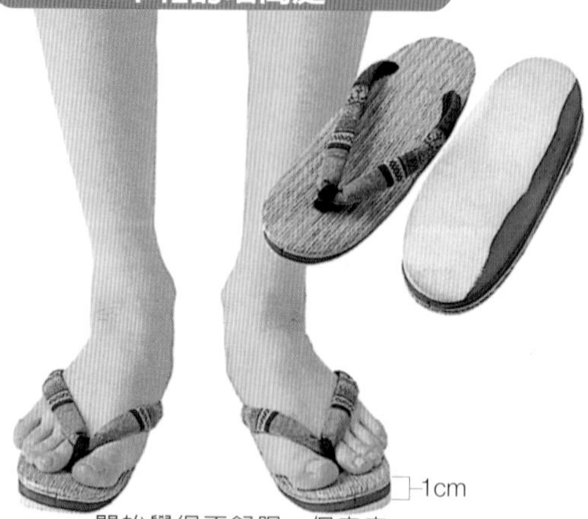

一開始覺得不舒服，但走走看就會發現能減輕疼痛。

腳底道具

簡單地說，就是在腳底外側增厚1cm，以矯正O型腳的方法。這個道具可以矯正膝外側1.1～1.2度，只要有些許改變，就可使重心朝外側移3～4mm，使偏重於膝內側的體重負荷均衡地由整個膝來維持。

①利用鞋底矯正型

平常穿的鞋子外側，藉橡膠等墊高1cm。

②用鞋墊矯正型

鞋墊貼上橡膠、毛氈或使用市售皮革製的鞋墊，也可以使用自製矯正用鞋墊。鞋墊外側高度以1cm較理想，可以在市面上買矯正用鞋墊。

不僅在外出時穿，在室內也要利用拖鞋減輕腳內側的負擔。利用這個方法，可以消除80～90%因O型腳的原因而引起的膝痛。

形成骨刺。

因此，要去除膝痛，一定要矯正O型腳。最後雖可動手術解決，但首先應該試試利用腳底道具矯正O型腳的方法。

O型腳的人使用墊高腳外側1cm左右的腳底道具，可使身體重心朝外側移動。

消除膝痛的鞋墊作法

準備的東西

- 市售的鞋墊（皮製的硬鞋墊）2雙份
- 鉛筆／剪刀／接著劑
- 夾子
- 穿比平常尺寸大一號的鞋子

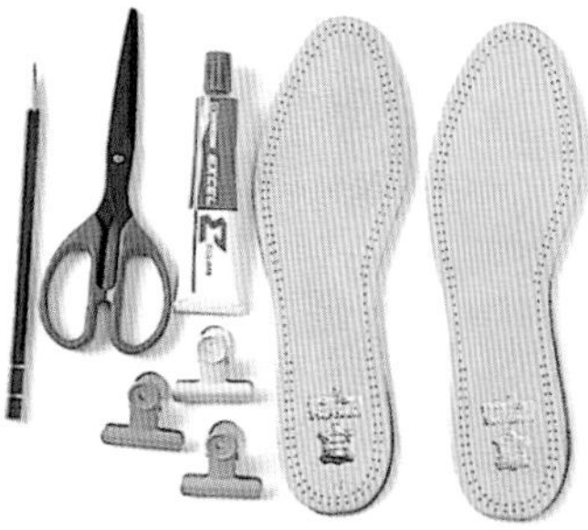

作法（左腳用）

①在右腳用的鞋墊背面，將左腳用鞋墊表面往內側挪移1/3~1/5，然後疊在一起。

1

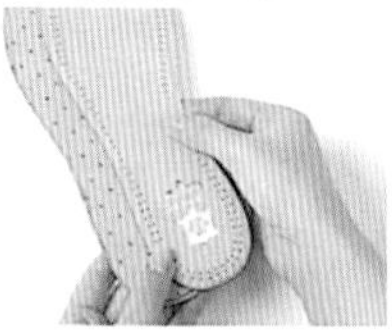

②重疊部分用鉛筆描出來。

2

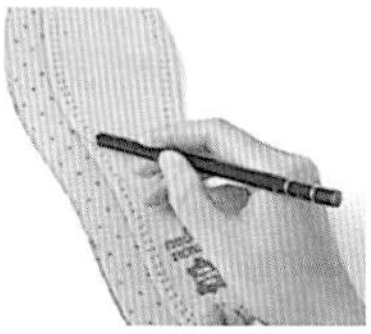

③沿著用鉛筆描的線剪下右腳用的鞋墊。

3

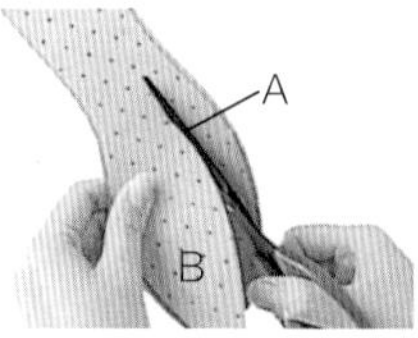

④將③剪下的右腳用鞋墊A與B重疊。重疊部分用鉛筆描出來。

4

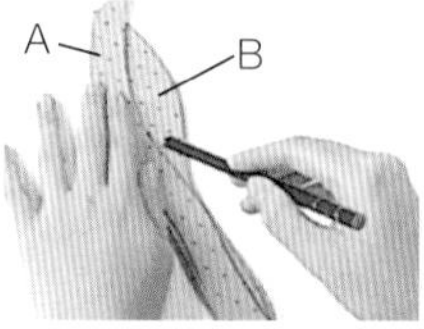

⑤沿著鉛筆描的線剪下B的斜線部分。

5

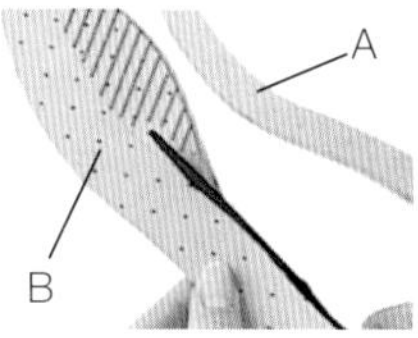

⑥左腳用鞋墊背面外緣，用接著劑黏貼表面朝上的A。

6

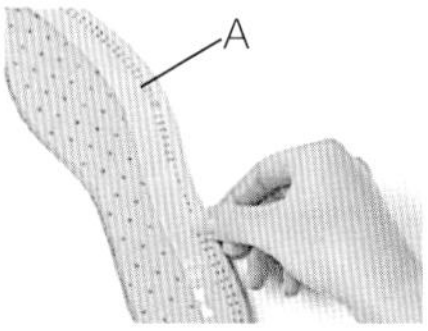

⑦在⑥上面用接著劑黏貼表面朝上的B。

7

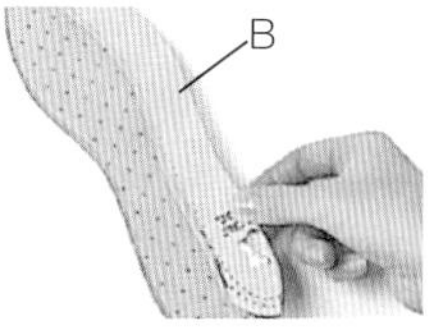

⑧黏貼好之後，用夾子夾住。

8

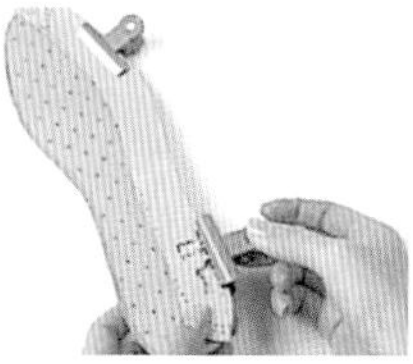

⑨乾燥之後即告完成。準備好比自己的鞋子尺寸大一號的鞋子，將鞋墊表面朝上塞入鞋子裡。

9

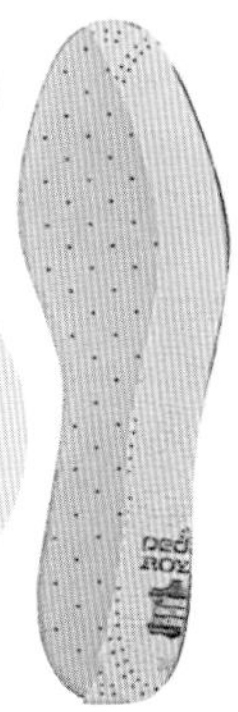

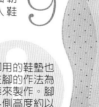

右腳用的鞋墊也以左腳的作法為基準來製作。腳底外側高度約以1cm較理想。

不傷腳的鞋子選擇法

腰、腳有問題的人，一定要慎選鞋子。選鞋的重點為：

①鞋底厚而輕。

②腳尖有寬鬆度，腳跟穩定。

③不會勒緊腳。

鞋跟的高度為3～4cm。（鈴木）

選鞋的重點

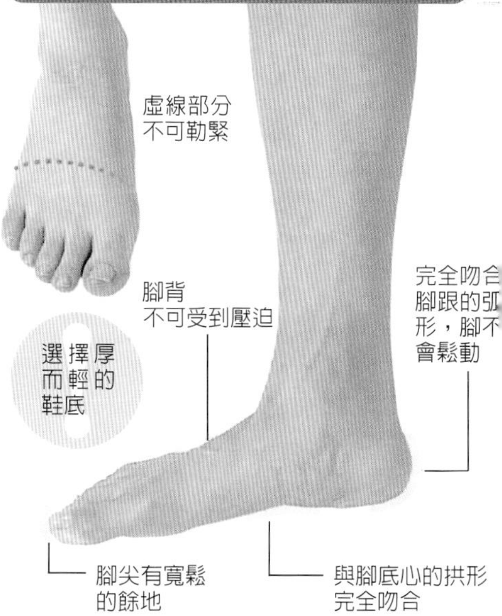

膝痛去除法

12 在日常生活中防止膝痛的工夫

如果沒有膝，我們就不能站、不能坐，也不能走路。

日常生活中的一切幾乎都與膝有關，要防止膝痛，必須要在各方面多加留意。

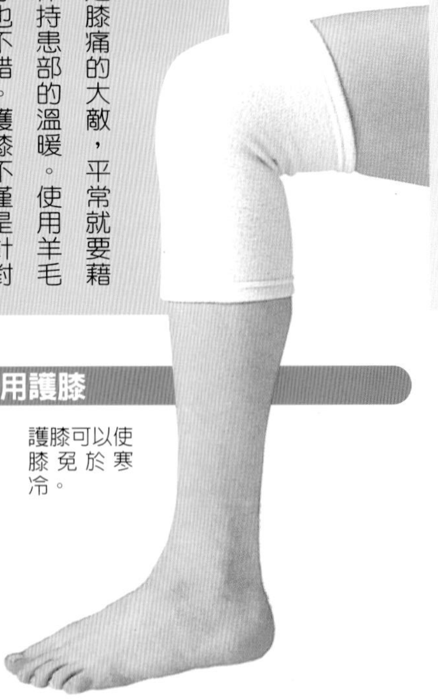

保溫

寒冷是膝痛的大敵，平常就要藉著襪子等保持患部的溫暖。使用羊毛製的護膝等也不錯。護膝不僅是針對患部，最好是用能含蓋大小腿肚的稍長護膝。

支持用的護膝

要支持膝關節，可以使用支持用的護膝。但若是年輕人，可能會導致肌力減退，所以，只有在強烈疼痛期間可以使用。

護膝要選擇較長、不會太緊的。

如果覺得太緊，或是有浮腫情況出現時，一定要拿下來，休息一陣子再戴。

此外，夜晚一定要拿下來休息。

保溫用護膝

護膝可以使膝免於寒冷。

變形性膝關節症用護膝

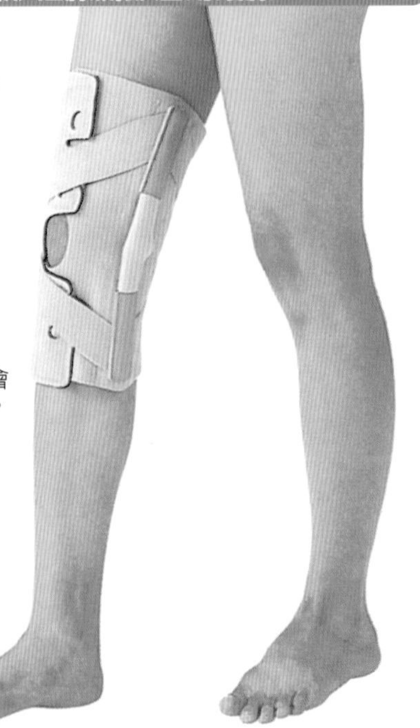

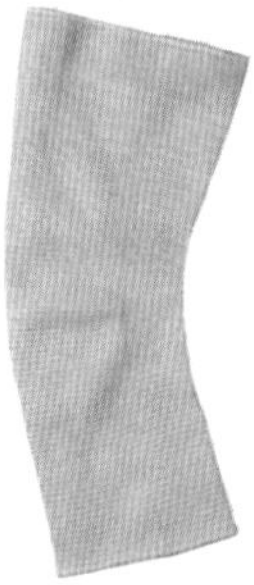

選擇長而不會太緊的護膝。

避免膝著涼，不要正坐，深屈膝的動作亦要避免。

起床時應勵行的簡單體操

早上清醒時，因為夜間睡眠的血液循環降低，關節、肌肉僵硬。這時若加諸體重，會使膝損傷，所以可以躺在床上做準備體操。首先是仰躺做膝的屈伸運動，藉以活動膝。其次是刺激腳趾，使血液循環順暢，有助於增進健康。

①用手的拇指、食指從背側與後側抓住腳趾中央，花10秒鐘揉捏2次。從小趾(第5趾)開始，依序到拇趾(第1趾)為止，都要揉捏。

②接著抓住腳趾側面，同樣從小趾開始依序揉捏。

③最後用手抓住整個腳趾，前後移動10次左右。

生活儘可能保持西方化

深屈膝的動作不僅會疼痛，同時也會對關節造成機械性刺激，引起發炎。儘可能採用西式馬桶，坐椅子、睡在床上的生活是最理想的。

此外，上下樓梯會對於膝加諸體重7倍的壓力，所以儘可能不要用樓梯，生活重心要放在一樓。

國人有時必須遵照禮儀正坐，很多人忍受膝痛屈膝，這絕對不可以。膝痛痊癒後自然就可以彎曲，在此之前就算不禮貌也不要太在意。

（鈴木）

早上應該勵行的簡單體操

揉捏腳趾中央

每10秒鐘揉捏2次，揉捏各趾中央，從小趾(第5趾)起依序揉捏。

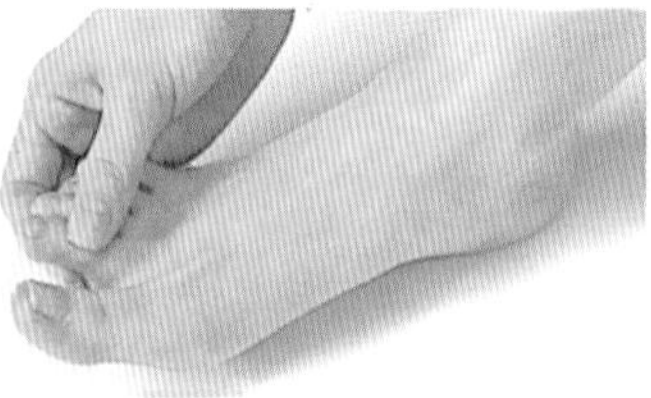

揉捏腳趾側面

抓住腳趾側面，以同樣方式揉捏。

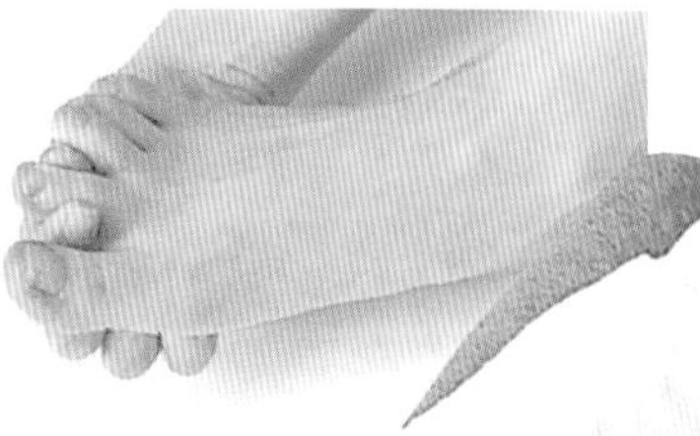

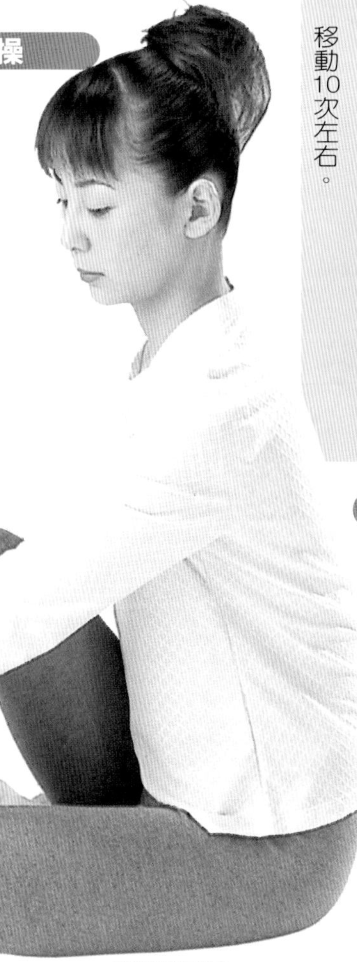

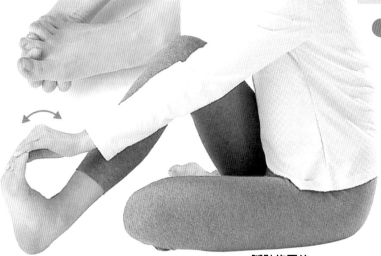

腳趾的屈伸

用手抓住腳趾，前後移動10次左右。

刺激的部位

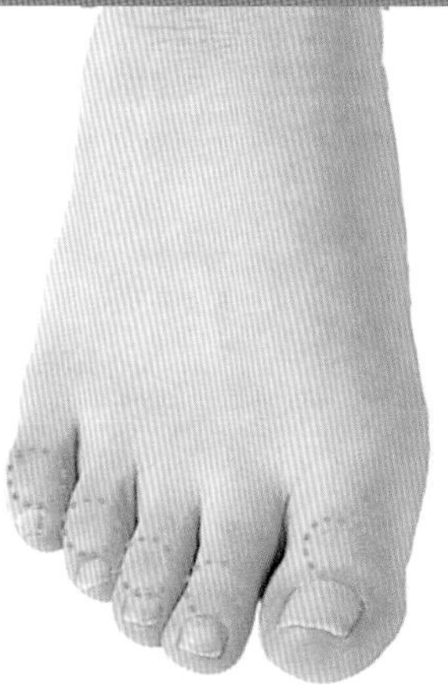

腳的倦怠、浮腫去除法

腳十分疲倦、沉重的症狀相信大家都有過。劇烈運動或過度勞動而引起的腳的倦感，原因是肌肉疲勞，只要以泡澡充分溫暖身體，並且熟睡，就能減輕症狀。

同時也對腳、腰倦怠有效的，就是穴道指壓。治療因疲勞造成的腳、腰倦怠或肩膀痠痛，可以說是穴道指壓的拿手絕活。

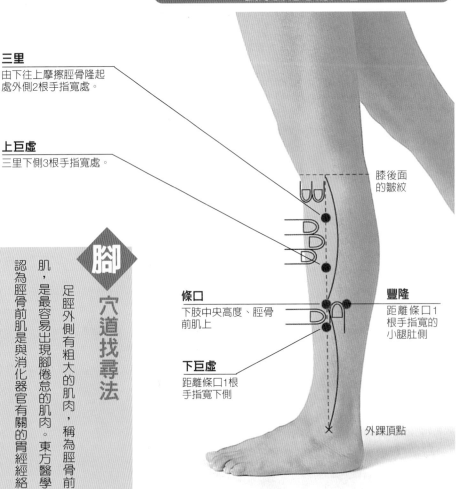

三里的按壓法

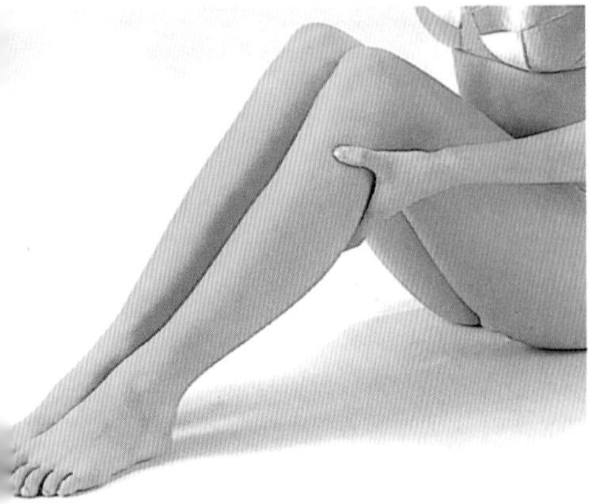

用拇指壓迫，同時揉捏。

去除腳倦怠的穴道

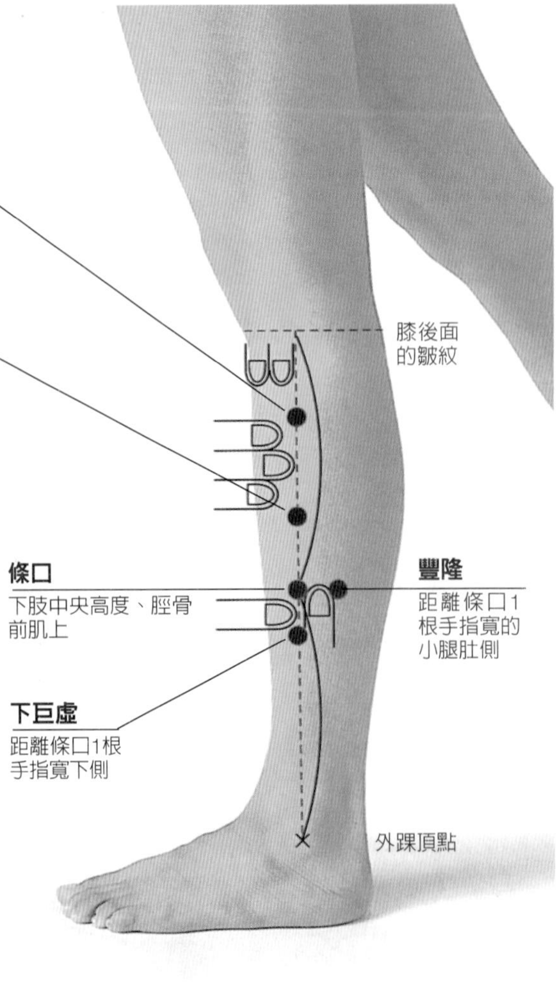

腳穴道找尋法

足脛外側有粗大的肌肉，稱為脛骨前肌，是最容易出現腳倦怠的肌肉。東方醫學認為脛骨前肌是與消化器官有關的胃經經絡

足脛外側脛骨前肌的穴道，由上往下依序指壓，也可以泡澡。

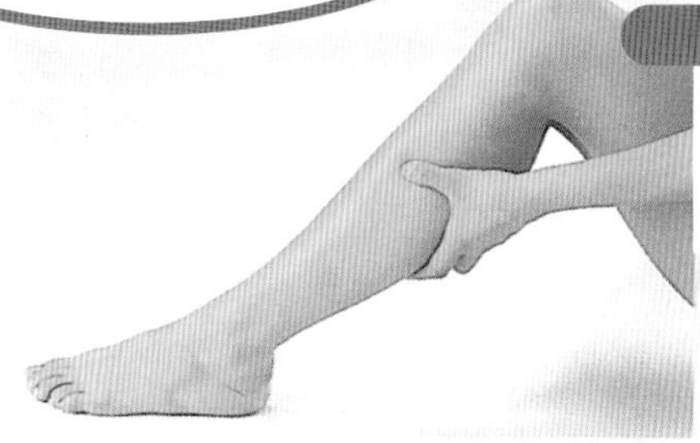

上巨虛的按壓法

從上方按壓肌肉。

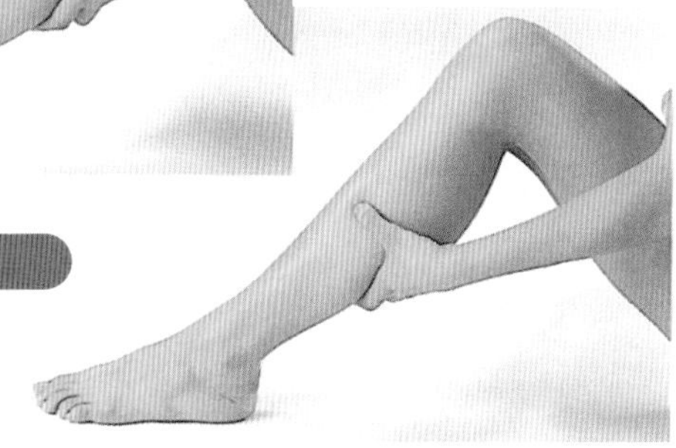

條口的按壓法

用拇指指腹按壓。

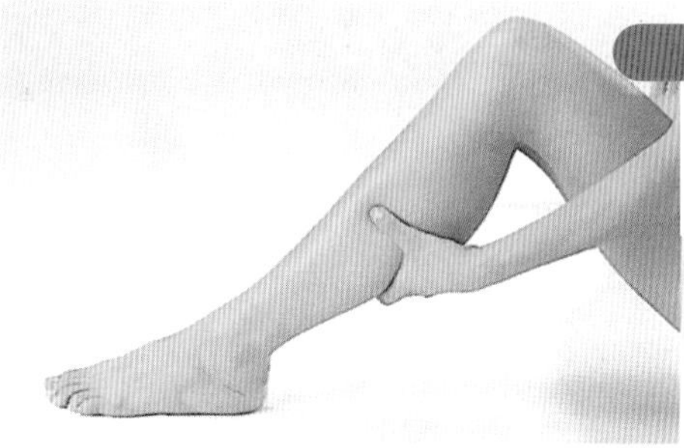

豐隆的按壓法

朝向足脛按壓。

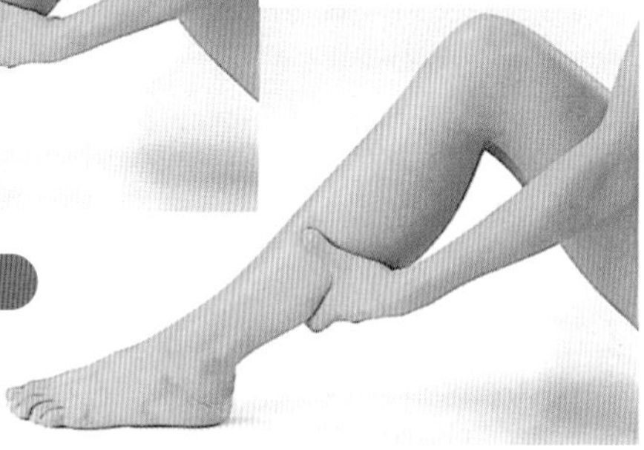

下巨虛的按壓法

按壓時，朝向腳趾會有鈍痛感。

利用泡澡的方法

泡澡能使疲勞的肌肉復原。泡澡時，利用毛巾充分摩擦脛骨前肌，能使血液循環順暢，迅速消除疲勞。此外，用拳頭從腳踝到膝敲打脛骨前肌，也很有效。

使用吹風機

利用吹風機的熱風刺激穴道也不錯。用熱風吹拂整個脛骨前肌、吹拂穴道，發燙就拿開，反覆做2~3分鐘。

（竹之內）

的通道，胃腸較弱的人，脛骨前肌也較弱，因此腳容易疲勞。

沿著脛骨前肌，對該處進行穴道指壓，能去除腳的倦怠，同時使胃腸功能正常。

三里……在脛骨前肌上，由下往上摩擦脛骨時，突出骨的隆起處外側2根手指寬（小腿肚側）。這是去除腳的疲勞的特效穴。

上巨虛……三里下方3根手指寬的脛骨前肌上的穴道。這是脛骨前肌中最容易倦感處，也是治療腳氣的特效穴之一。

條口……脛骨前肌中央的穴道。膝後側橫紋線延伸到脛骨前肌時，與外踝頂點連結。在這條線的中央高度、脛骨前肌上的穴道，就是條口。

豐隆……條口外側1根手指寬處的穴道。

下巨虛……條口下側1根手指寬處的穴道。

以上穴道沿著脛骨前肌由上往下，依序對於三里、上巨虛、條口、豐隆、下巨虛的疼痛側指壓7~10次。數「1、2、3」時，用拇指指腹慢慢按壓，數「4」時，放鬆力量休息，反覆指壓。

腳的倦怠、浮腫去除法

去除腳的疲勞時，不僅要按摩腳，腰也要注意到，這點很重要。腰的疲勞會對腳造成影響，腳的疲勞會對腰造成影響。所以要先進行腰痛的按摩（參考12～13頁），放鬆腰部肌肉，再進行腳的按摩。

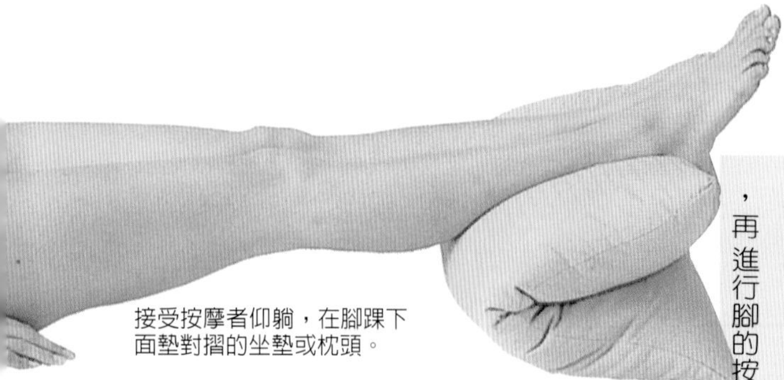

接受按摩者仰躺，在腳踝下面墊對摺的坐墊或枕頭。

消除腳的疲勞的秘訣，就是在進行腰部按摩後，再進行腳的按摩。

按摩的方法（用雙手進行）

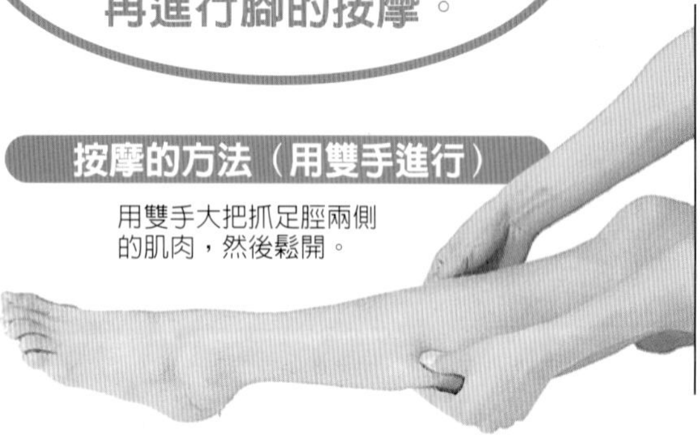

用雙手大把抓足脛兩側的肌肉，然後鬆開。

用雙手按摩的部位

從腳踝開始到大腿根部為止，用雙手從左右抓住進行按摩。

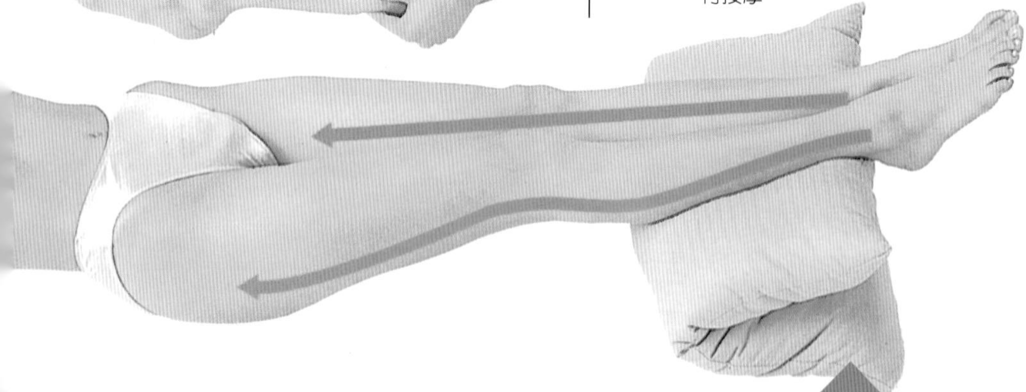

去除腳疲勞的按摩

從腳踝到膝再到大腿根部，像是將瘀血的血液送回心臟似的按摩。

①接受按摩者，在腳踝下方墊對摺的坐墊或枕頭，腳上抬，仰躺。

②進行按摩者，用雙手從左右大把抓住腳踝稍上方，一處進行5～6次，做抓住、放開的動作，從腳踝到大腿根部整個腳都要按摩。

③其次，脛骨與外側粗大的脛骨前肌之間的陷凹處也要按摩。此外，腳踝稍上方、脛骨與肌肉之間的陷凹處以拇指頭抵住，一處用拇指好像畫小圓似的壓揉5～6次，一直按摩到膝下方的陷凹處。

按摩的姿勢

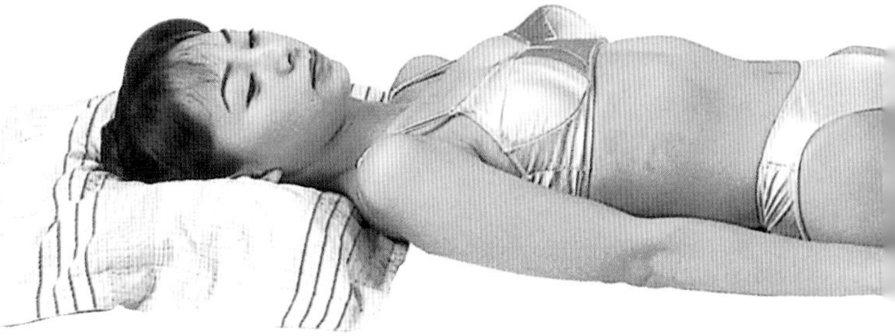

伸直腳後側的肌肉

右手手掌貼在腳底，
腳趾豎立。

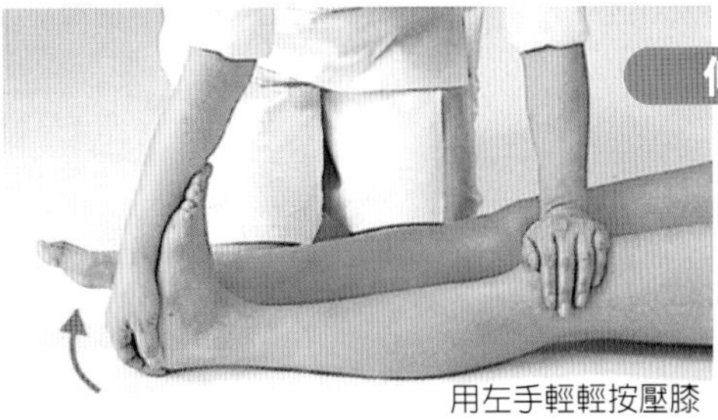

用左手輕輕按壓膝

按摩的方法（用拇指進行）

以4根手指為支撐，用拇指指腹每一處以畫小圓方式按摩5～6次。

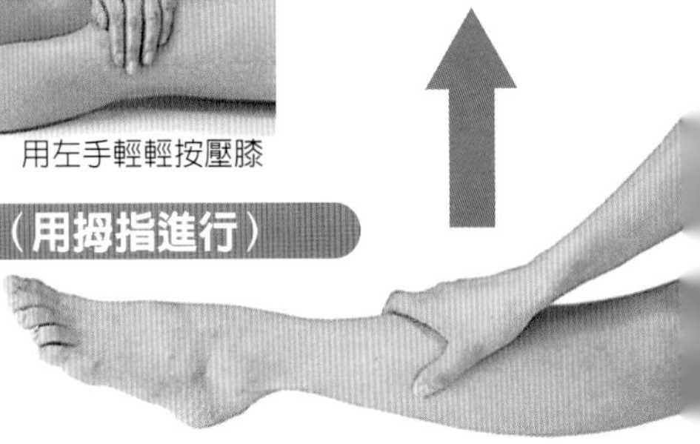

以4根手指為支撐

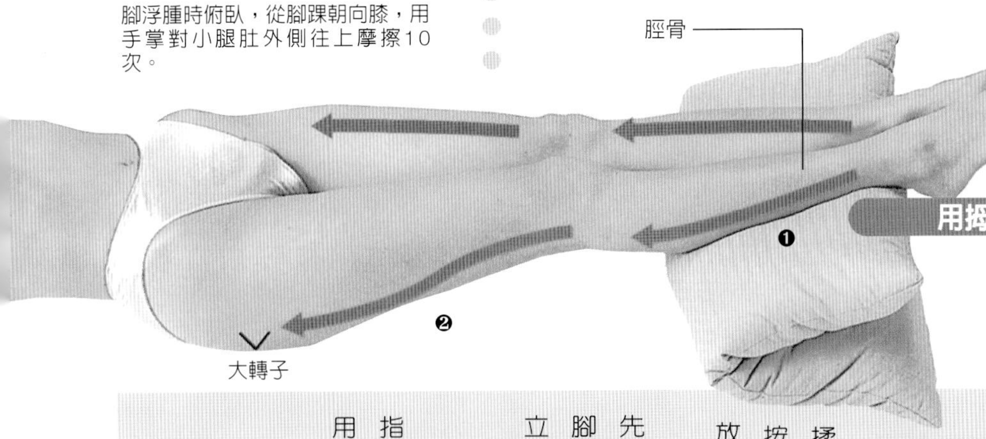

用拇指按摩的部位

首先，從腳踝到膝，沿著脛骨側面的陷凹處按摩（❶）。其次按摩大腿側面的肌肉（❷）。

④同樣的，大腿外側也要按摩。大腿外側從大轉子到膝的側面有粗大的肌肉，從膝朝大轉子方向按摩這條肌肉。拇指指腹放在肌肉上，靜靜地按壓旋轉，連大轉子肌肉都要揉捏。

脛骨側面的陷凹處稍微用力壓揉。大腿肌肉不要旋轉，只要慢慢按壓即可。一處按壓5～6秒鐘後放鬆肌肉。

⑤伸展腳後側小腿肚的肌肉。先用左手輕輕抵住膝，右手手掌抵住腳趾到腳底，右手用力，腳趾慢慢豎立。左腳也以同樣方式進行。

⑥最後揉捏腳趾根部更有效。

用手的拇指按摩時，其他4根手指抵住皮膚支撐拇指來按摩，即可運用手指穩定的力量進行按摩。

去除腳浮腫的按摩

腳疲勞時，血液和淋巴液的流通不順，引起浮腫。這時在下肢墊坐墊或枕頭，把腿墊高，在小腿肚外側從腳踝朝膝，用手掌往上摩擦10次。

（今江）

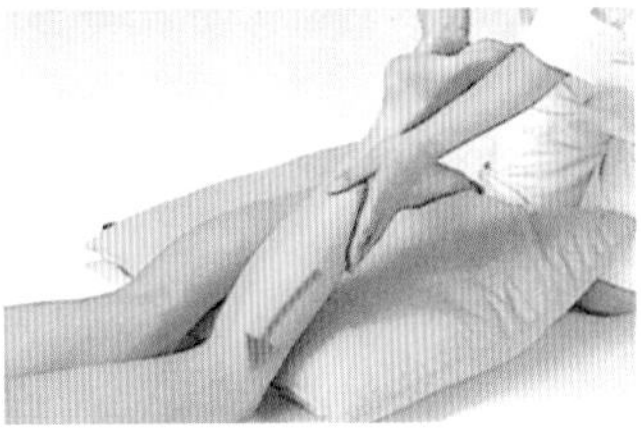

腳浮腫時俯臥，從腳踝朝向膝，用手掌對小腿肚外側往上摩擦10次。

腳的倦怠、浮腫去除法

這裡介紹的是伸縮小腿肚肌肉，促進血液循環，去除肌肉僵硬、腳部疲勞的體操。配合呼吸，慢慢活動腳部。

一套運動做完之後，腳會覺得很舒服，能睡個好覺。

腳踝的體操

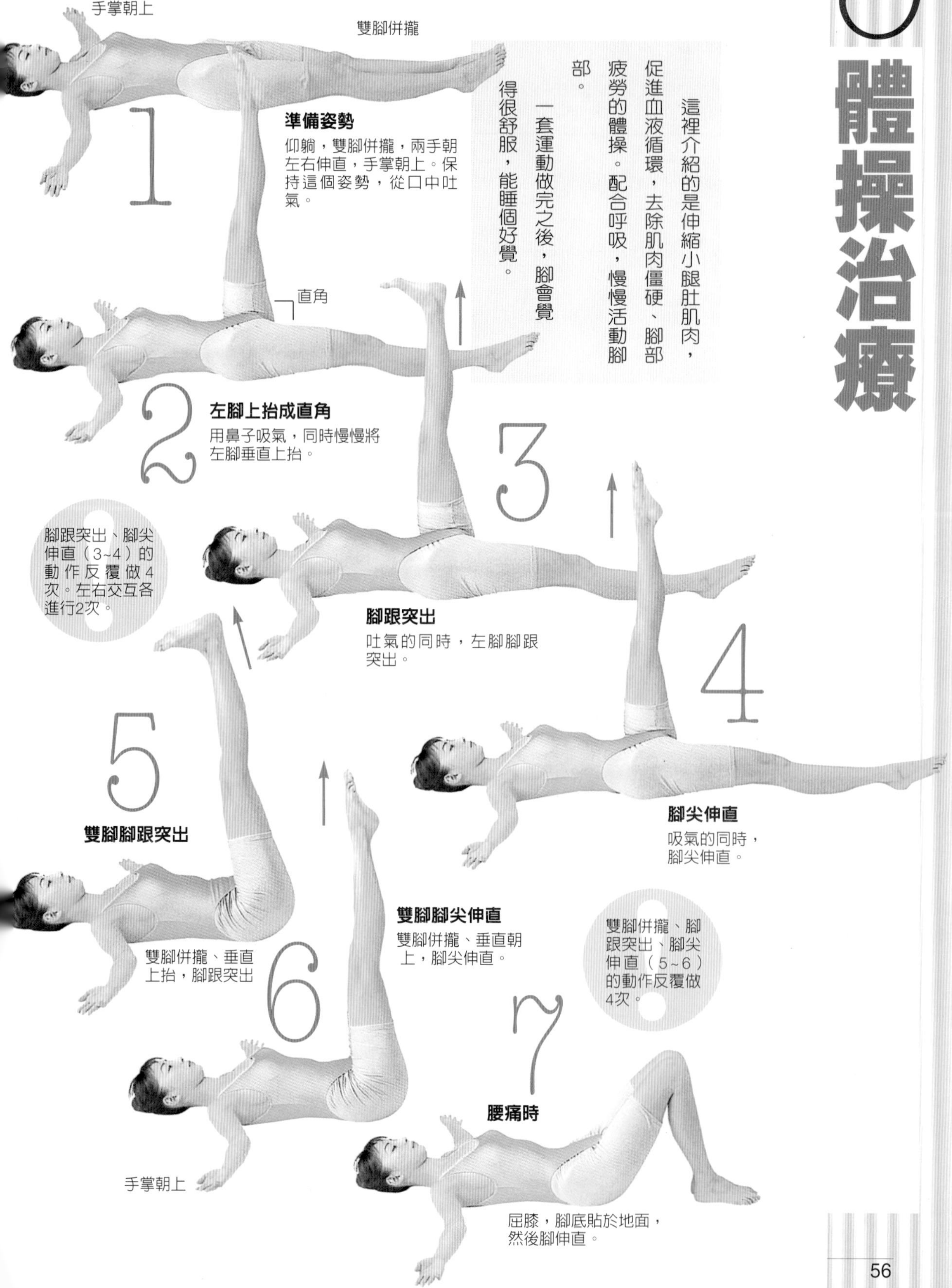

手掌朝上

雙腳併攏

直角

1 準備姿勢

仰躺，雙腳併攏，兩手朝左右伸直，手掌朝上。保持這個姿勢，從口中吐氣。

2 左腳上抬成直角

用鼻子吸氣，同時慢慢將左腳垂直上抬。

3 腳跟突出

吐氣的同時，左腳腳跟突出。

4 腳尖伸直

吸氣的同時，腳尖伸直。

腳跟突出、腳尖伸直（3~4）的動作反覆做4次。左右交互各進行2次。

5 雙腳腳跟突出

雙腳併攏、垂直上抬，腳跟突出

6 雙腳腳尖伸直

雙腳併攏、垂直朝上，腳尖伸直。

雙腳併攏、腳跟突出、腳尖伸直（5~6）的動作反覆做4次。

7 腰痛時

屈膝，腳底貼於地面，然後腳伸直。

手掌朝上

使用毛巾的體操

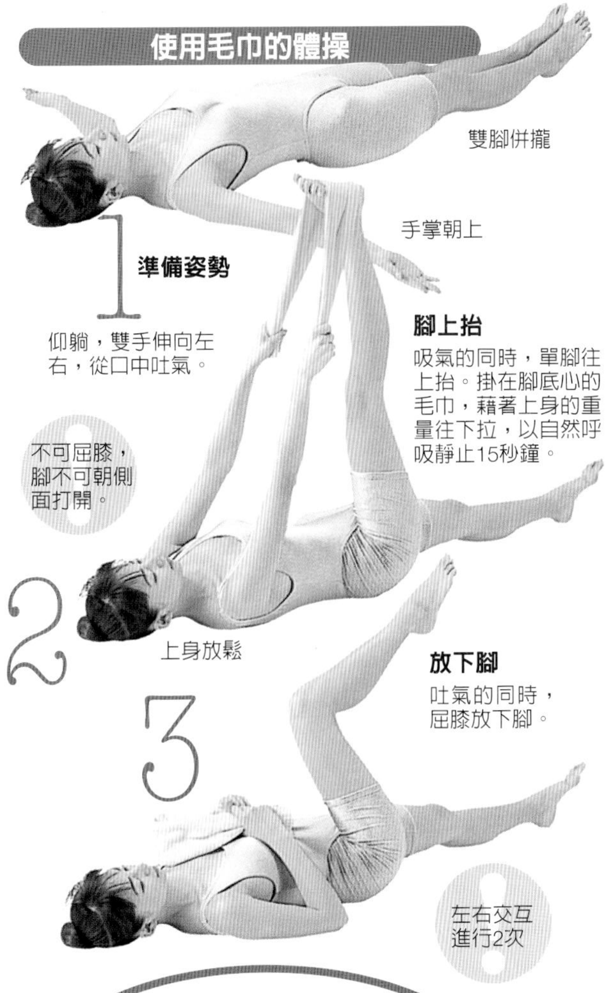

雙腳併攏
手掌朝上
1 準備姿勢
仰躺，雙手伸向左右，從口中吐氣。
腳上抬
吸氣的同時，單腳往上抬。掛在腳底心的毛巾，藉著上身的重量往下拉，以自然呼吸靜止15秒鐘。
不可屈膝，腳不可朝側面打開。
2
上身放鬆
放下腳
吐氣的同時，屈膝放下腳。
3
左右交互進行2次

使用毛巾的體操

體操的強度可以藉由毛巾來調整。

經常站著工作，腳容易疲勞的人，適合做這個體操。

①與腳踝體操一樣採仰躺的姿勢，從口中吐氣。

②鼻子吸氣的同時，單腳上抬，腳底心勾住毛巾，雙手握住毛巾的兩端。這時保持頭上抬姿勢，抓住毛巾，利用放下上身的重量拉毛巾。腳朝胸部方向拉，伸展腳後側的肌肉，不可屈膝。

③保持這個姿勢15秒鐘，自然呼吸，然後靜止。腳後側稍微感到疼痛時，就是剛剛好的刺激。習慣之後靜止30秒。

④吐氣的同時，屈膝、放下腳。左右腳交互進行2次。身體柔軟的人，毛巾可以拿短一點，或直接用手抓住腳底。（栗田）

放鬆小腿肚肌肉痠痛的體操，要配合呼吸慢慢反覆進行。

腳踝體操

一整天坐著工作、或是穿高跟鞋而腳部疲勞的人，做這個體操特別有效。

①仰躺，雙腳併攏，雙手朝左右伸直，手掌朝上，直接從口中吐氣。

②吸氣的同時，左腳慢慢垂直往上抬。

③吐氣的同時，左腳腳跟突出，這樣就能伸展跟腱。

④接著吸氣，腳尖伸直。腳跟突出與跟尖伸直的動作要配合呼吸，慢慢各進行4次。

⑤結束後吐氣，同時左腳慢慢放下。

⑥右腳以同樣方式垂直上抬。腳跟突出與腳尖伸直的動作反覆做4次，左右腳交互各進行2次。

⑦最後雙腳併攏，做同樣的體操。雙腳併攏、垂直上抬，腳跟配合呼吸，慢慢突出。接著腳尖伸直。反覆做4次，雙腳慢慢放下。

腰痛時屈膝，腳掌貼在地面後，把腳伸直。

不管哪個動作，都要配合呼吸進行。

減輕腳踝疼痛的穴道指壓

與膝不同，腳踝不會因老化而變形疼痛，為什麼呢？目前無法完全了解，可能是因為①與膝比起來，活動範圍狹窄，②沒有髕骨（膝蓋頭）這種纖細的部位，所以不易變形。

腳踝疼痛最常見的是扭傷。扭傷需要靜養，以及使用冷濕布療法。但疼痛若一直無法停止，或因其後遺症而產生疼痛時，利用穴道指壓較好。此外，穴道指壓對於因長時間步行或運動造成的腳踝疲勞也有效。

要對以下八個穴道進行指壓。

腳的穴道

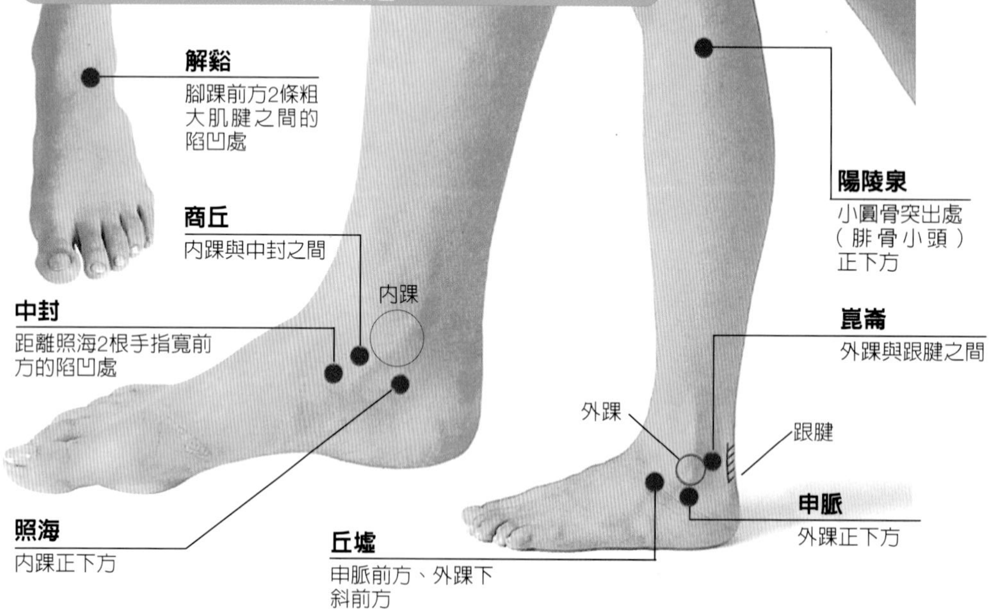

腳 外側的穴道

陽陵泉……腳外側腓骨小頭正下方的穴道。

崑崙……外踝與跟腱之間。

申脈……外踝正下方。中國名醫扁鵲提出的13特效穴之一，是可以用來調整全身的重要穴道。

丘墟……外踝下前方的陷凹處，在申脈前方。對身體側面的疼痛有效，不僅是腳踝，對膽囊炎引起的側腹痛、腰痛、腳外側神經痛等都有效。此外，一坐下就無力站起或小腿肚抽筋時，這個穴道可以解決問題。

穴道的按壓法

照海的按壓法
像是抓住腳跟似的，用拇指壓迫，同時朝前後揉捏。

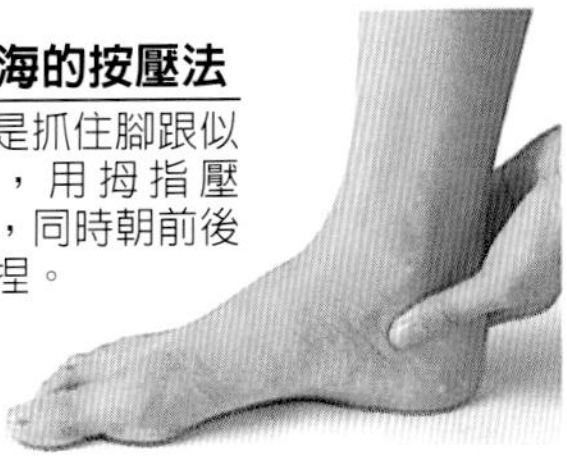

解谿的按壓法
像是抓住腳踝似的，用拇指按壓。

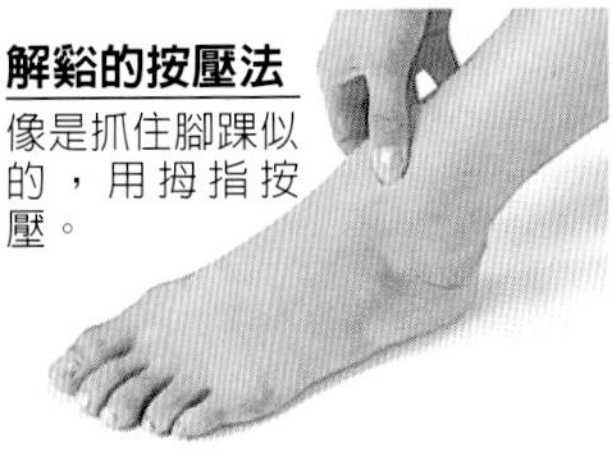

崑崙的按壓法
用食指按壓揉捏。

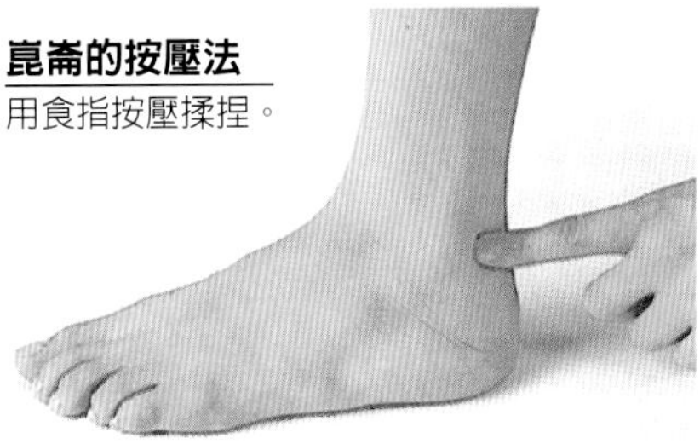

中封的按壓法
從腳背輕揉、輕壓。

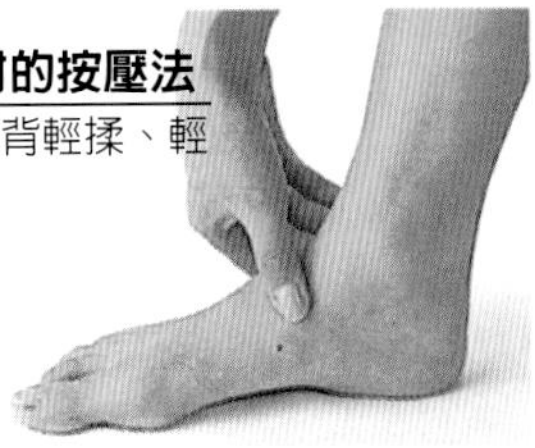

申脈的按壓法
像是抓住腳跟似的，用拇指指腹按壓。

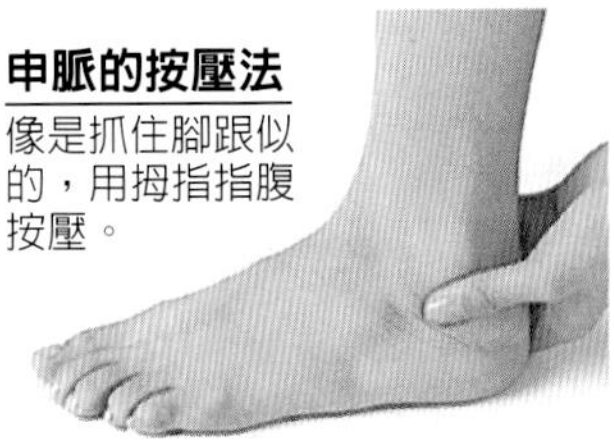

陽陵泉的按壓法
彎曲腳，放輕鬆，從外側用拇指按壓，同時前後移動。

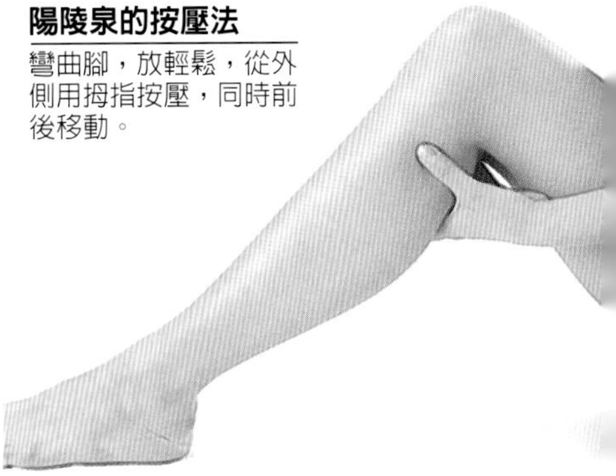

商丘的按壓法
從腳背輕揉、輕壓。

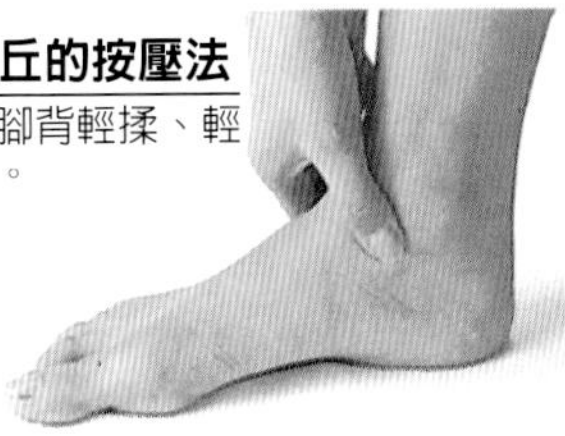

丘墟的按壓法
從腳背側按壓。

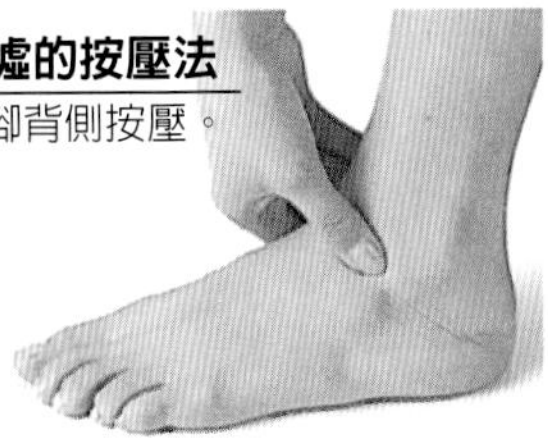

腳 內側的穴道

照海……內踝正下方。

中封……距離照海2根手指寬前方的陷凹處。

商丘……內踝與中封之間。

對內踝與外踝周邊的穴道進行指壓，大範圍繞腳踝。

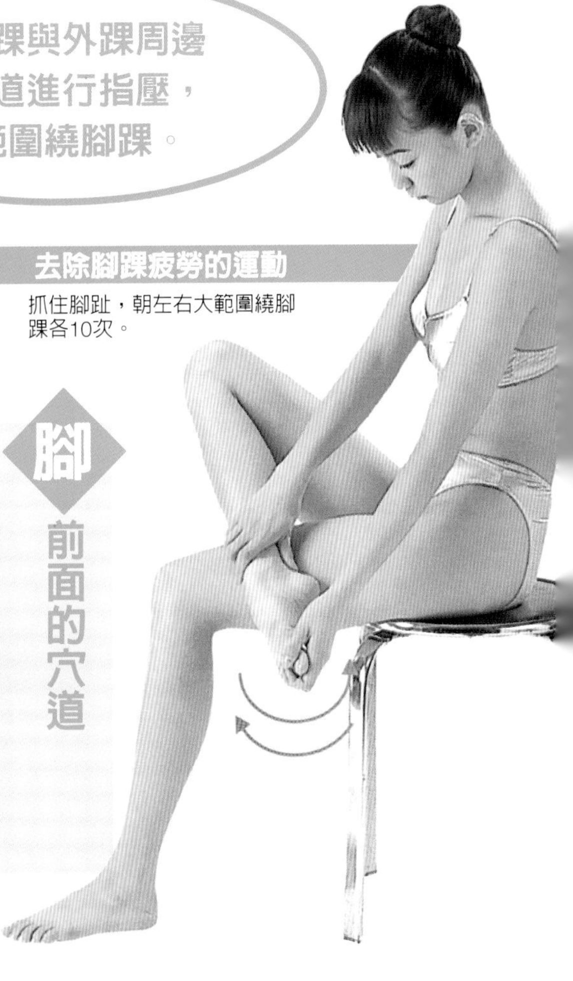

去除腳踝疲勞的運動

抓住腳趾，朝左右大範圍繞腳踝各10次。

腳 前面的穴道

解谿……腳踝前面中央的穴道。踮起腳尖，腳後仰時，腳踝上會浮現2條粗大的肌腱。腱之間深深的陷凹處就是解谿。對關節炎、扭傷的後遺症、腳氣、風濕等非常有效。

以上疼痛側的穴道，以感覺舒服的強度按壓7~10次。腳踝的肌腱很多，手指不能按壓得太用力，否則可能會引起發炎，要多注意。

此外，關於腳踝的疲勞，可以用手抓住腳趾，左右繞腳踝10次，就可以減輕疲勞。

（竹之內）

去除小腿肚的痠痛與疼痛

長時間開車、打網球、滑雪等運動後，小腿肚會僵硬疼痛。

這時要先用按摩放鬆僵硬的肌肉。

泡澡後進行更有效。

去除小腿肚疼痛的穴道

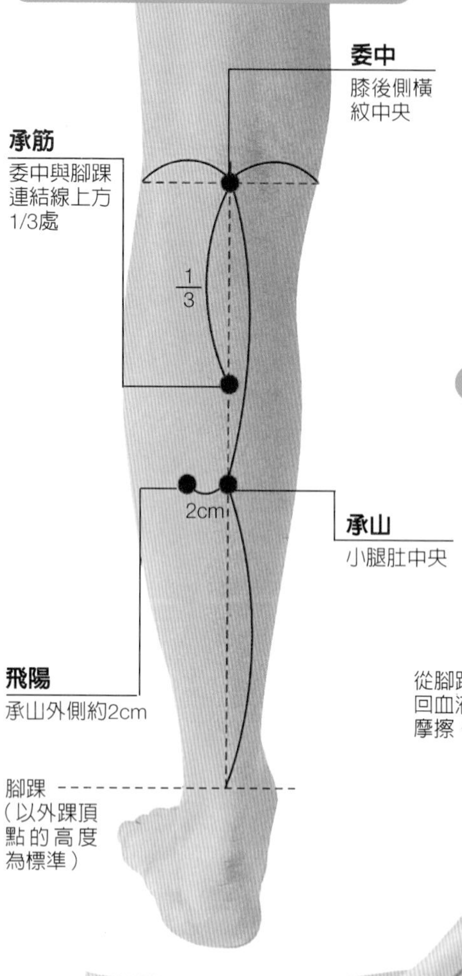

去除小腿肚痠痛的按摩

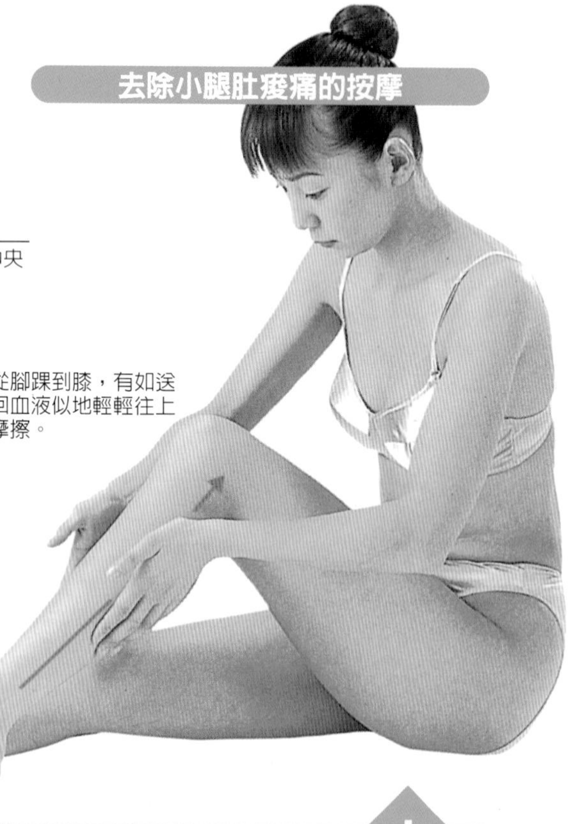

從腳踝到膝，有如送回血液似地輕輕往上摩擦。

小腿肚的按摩

僵硬的肌肉，如果用力揉捏，症狀反而會惡化，所以只能輕揉地按摩。

方法很簡單。首先坐下，膝直立，用雙手夾住腳似的，從腳踝到小腿肚到膝往上摩擦。不要太用力。從腳踝開始到膝為止，輕輕往上摩擦，反覆10次。

小腿肚的瘀血藉著按摩去除之後，連造成肌肉疲勞的物質乳酸等也會被帶走，可以緩和疼痛。

（今江）

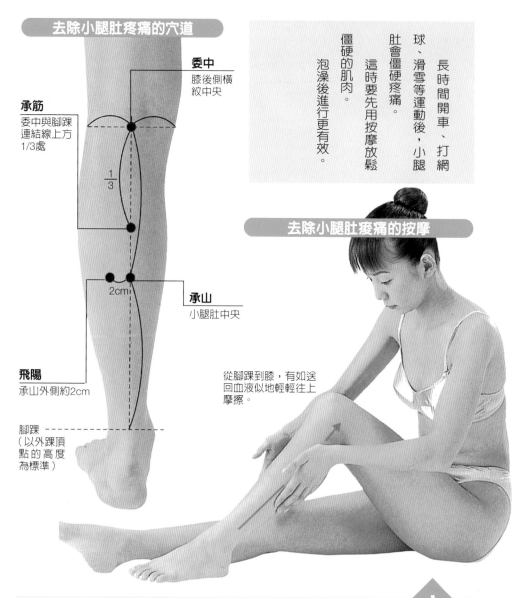

去除小腿肚疼痛的穴道

按摩結束後，穴道指壓也有效。不要用力按壓穴道，輕揉即可。

三里……足脛外側的穴道。由下往上摩擦脛骨時，在膝下方骨隆起處靠近2根手指寬外側，用指尖按壓有鈍痛感處，就是三里穴。這裡被稱為健腳穴，是腳的特效穴。只有這個穴道要用力按壓。

承筋……小腿肚的穴道。膝後側橫紋中央（委中）與腳踝（外踝頂點的高度）連結線三等分時，距離委中側1／3下方。在委中與承山之間。這裡是小腿肚上部的腓腸肌中央，也是小腿肚抽筋時的特效穴。

承山……小腿肚的穴道。小腿肚正中央，委中與腳踝連結線的正中央，腓腸肌分岐為人字形部分的穴道。對腳抽筋與神經痛很有效。

飛陽……小腿肚外側的穴道。距離承山外側2cm處。在腓腸肌外側，為跳躍時承受最大力量處。

不管哪個穴道，都要指壓7～10次。

（竹之內）

承山的按壓法

用拇指輕輕按壓。

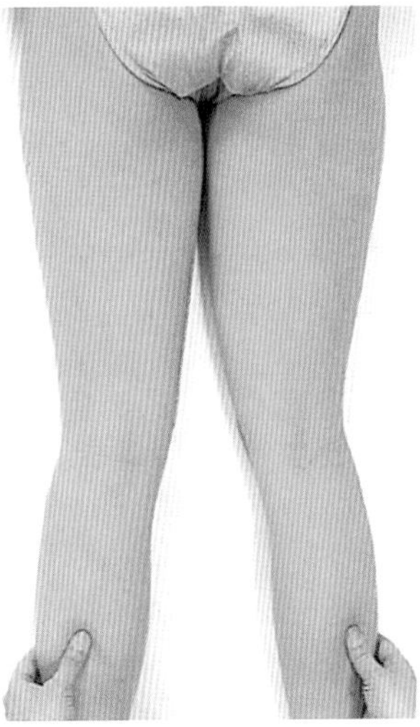

承筋的按壓法

像是要揉散痠痛似的輕揉。

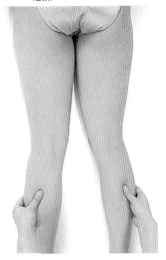

三里的位置與按壓法

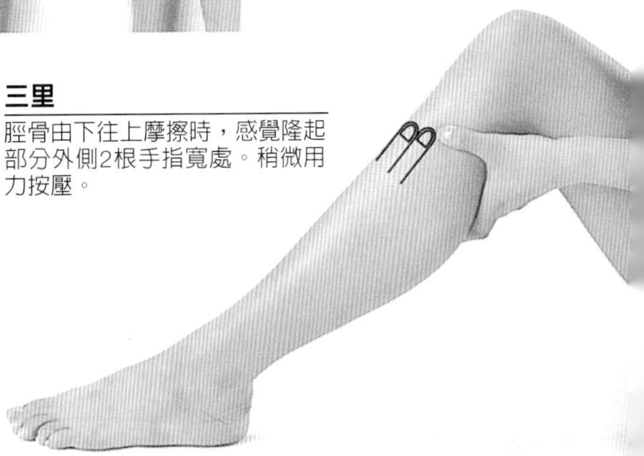

三里

脛骨由下往上摩擦時，感覺隆起部分外側2根手指寬處。稍微用力按壓。

飛陽的按壓法

從腳外側大把抓肌肉似的按壓。

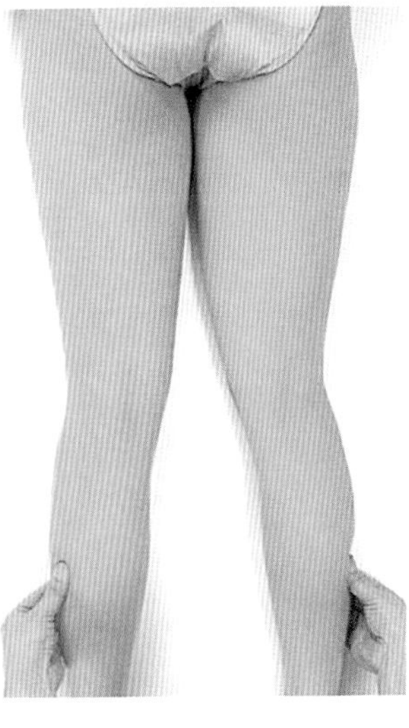

坐下來，膝直立，用雙手蓋住腳，輕輕摩擦，然後指壓。

3 治療腳底、腳跟的疼痛

偶爾會出現腳底肌膜炎（腳底、腳跟引起的發炎症狀之一）的疾病。腳底、腳跟疼痛時，首先會考慮是否為肌肉疲勞引起的，進行穴道指壓或按摩十分有效。

內踝周邊的穴道

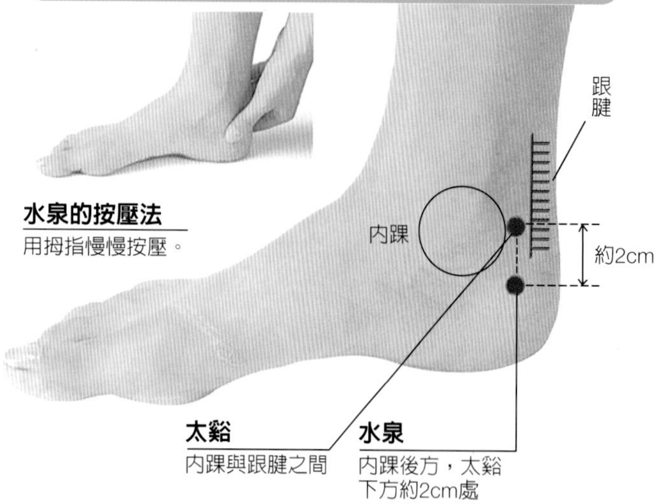

水泉的按壓法
用拇指慢慢按壓。

外踝周邊的穴道

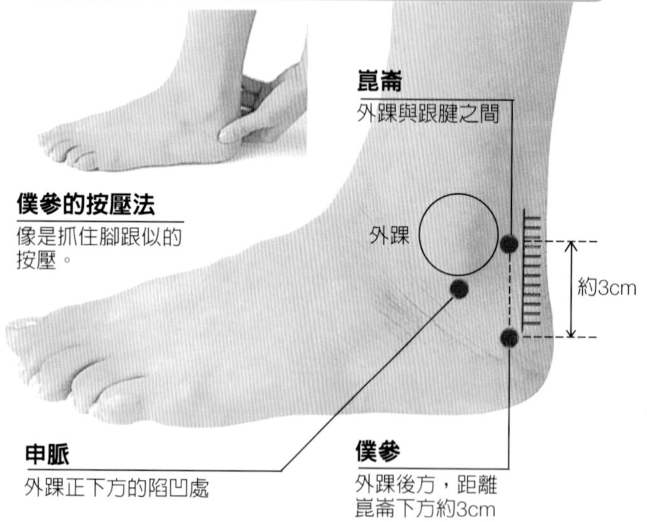

僕參的按壓法
像是抓住腳跟似的按壓。

去除腳跟疼痛的穴道

腳跟疼痛時，可利用腳踝周圍的穴道。腳踝處聚集了很多穴道。和腰與膝一樣有密集的穴道，或許這是因為直立的人類在腳踝、膝與腰處最易形成負擔，因此穴道集中在這周圍吧。

水泉……內踝的穴道。內踝與跟腱之間有太谿穴，在其下方約2㎝處、內踝下緣的高度。這是婦女病的特效穴，對腳跟內側疼痛或腳的浮腫十分有效。

僕參……外踝的穴道。外踝與跟腱之間有崑崙穴，在其下方3㎝處、外踝後方下方。對腳跟外側疼痛特別有效，因風濕而腳衰弱或跟腱炎等，利用此穴道有效。

申脈……外踝正下方的穴道。參考58頁。

每個穴道皆以自己感覺舒適的強度指壓7次。

（竹之內）

腳跟的按摩

腳跟疼痛或倦怠時，使用按摩有效。

①摩擦腳跟的腳踝側，腳跟骨結束處有陷凹處。手指放在此處，從腳的後側抓住腳跟。

②手指用力、放開的動作反覆做10次。

腳底疼痛時，用雙手抓住腳底，左右4根手指交互用力揉捏較好（參考緩和坐骨神經痛的按摩項目，27頁）。

會感覺到整個腳都輕鬆了。

腳跟的按摩

抓住腳跟骨，手指放在陷凹處，用力後放鬆。

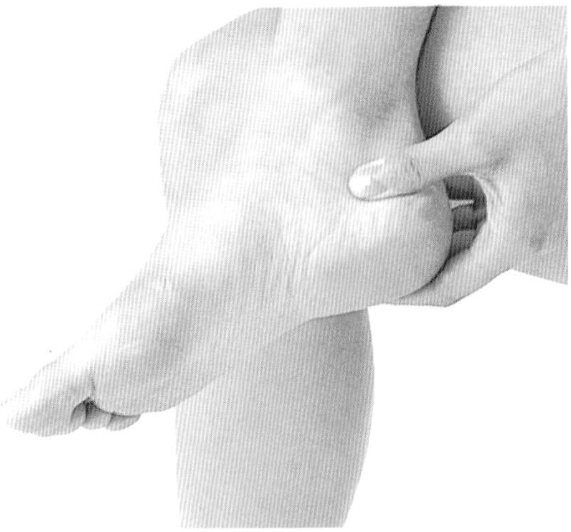

去除腳底疲勞的穴道

腳底有特效穴湧泉。

湧泉……腳拇趾與食趾之間，朝向中心5～6㎝處的穴道。在腳底人字形陷凹處的中央。以此穴道為主，用拳頭敲打整個腳底100次。秘訣是有節奏地輕敲，感覺舒適的強度即可。

（今江）

去除腳底疼痛，可用拳頭有節奏地輕敲腳底100次，去除腳跟疼痛可用指壓。

湧泉的位置

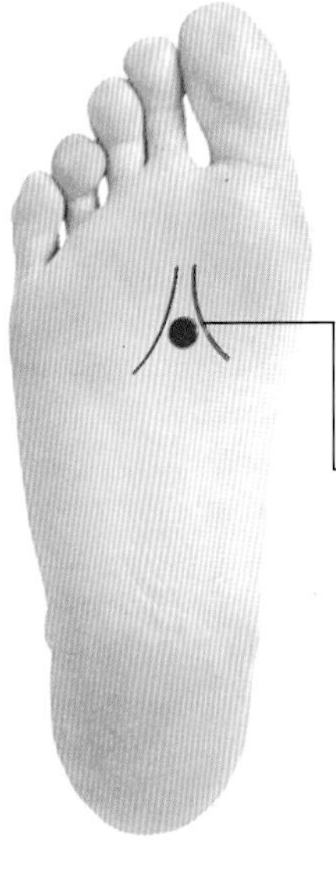

湧泉

腳底人字形的陷凹處中央

敲腳底

以湧泉為主，用拳頭輕敲100次。

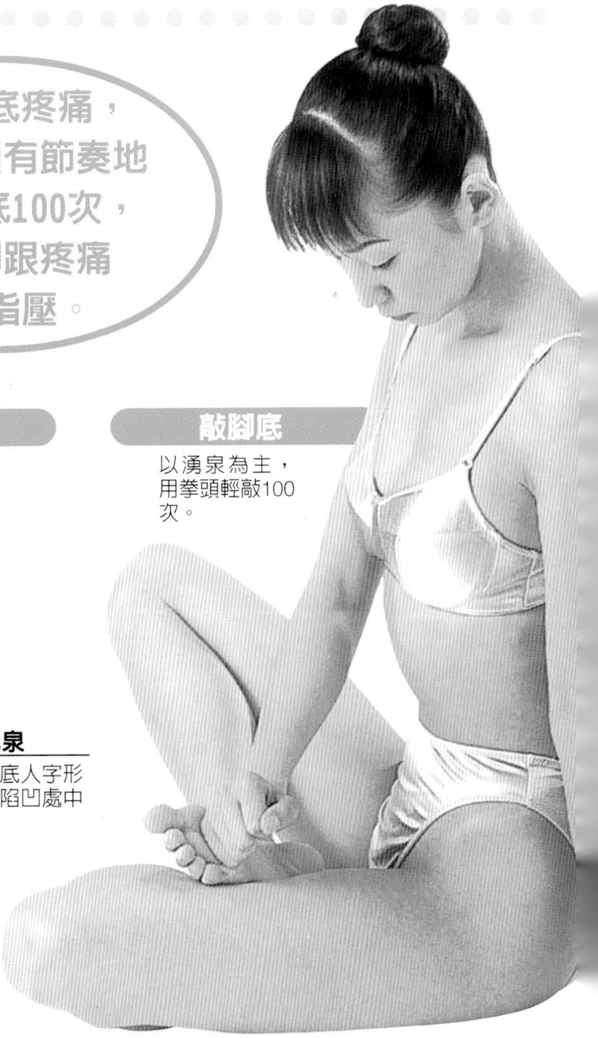

4 拇趾外翻的預防與疼痛去除法

腳痛去除法

最近腳部問題中較多的是「拇趾外翻」。

「拇趾外翻」就是腳的拇趾（第1趾）朝小趾方向彎曲，拇指根部突出（外翻）腳的變形症狀。這個部分因為受到鞋子的壓迫，產生疼痛腫脹，嚴重時無法穿鞋，也無法走路。

要防止這個症狀，①要選擇合腳的鞋子，②平常就要體貼腳，做腳趾運動、按摩或穴道刺激等。

平常的預防法

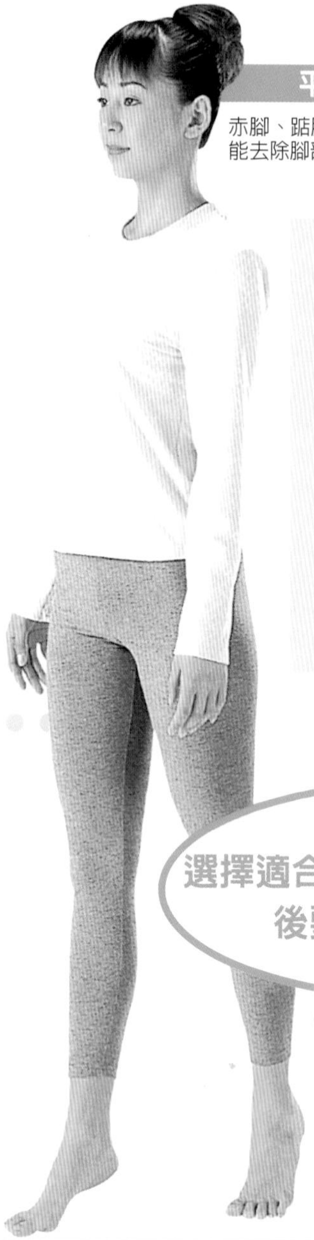

赤腳、踮腳尖在房間中走路，能去除腳部疲勞。

防止拇趾外翻的選鞋重點

選擇適合自己腳的鞋子，回家後要按摩或指壓。

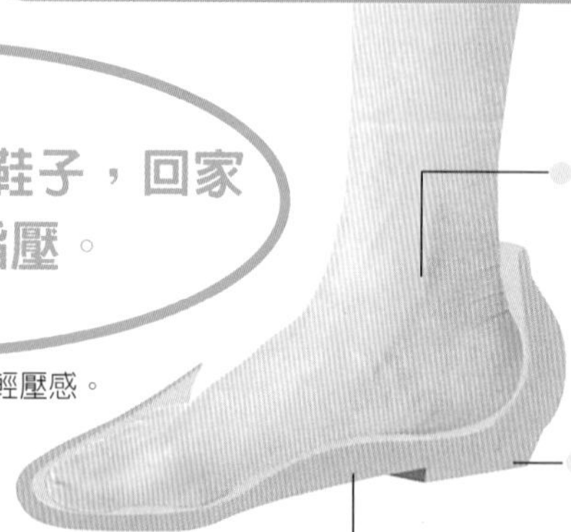
承受體重時只有輕壓感。
鞋子高度為3～4cm左右
鞋跟與鞋底的弧度要配合腳
腳趾要能自由活動，不要勒緊腳趾。鞋子不可以太緊，穿起來要覺得舒適。

防止拇趾外翻的鞋子選擇法

防止拇趾外翻要選擇以下的鞋。

①鞋跟及鞋底的弧度要與腳相配合。

②鞋子不可以碰到腳踝或腳尖。

③腳趾要能自由活動，不能勒緊腳趾。要選擇不會太緊、感覺舒適的鞋子。

④鞋跟高度約為3～4㎝。

⑤加諸體重時只有輕壓感的鞋子。

選擇以上的鞋子，配合TPO，養成穿不同鞋子的習慣，也是防止拇趾外翻的秘訣。

參加宴會穿高跟鞋的時間要儘量縮短。儘量穿容易走路的休閒鞋，不要長時間穿會對腳造成負擔的鞋子。

（鈴木）

避免造成拇趾外翻的日常照顧

要防止「拇趾外翻」，平常必須慎重選鞋。而脫了鞋子之後必須有以下的照顧。

①回家後立刻赤腳，踮起腳尖在房間裡走一走，解放腳，去除腳部疲勞。

②有時候穿木屐走路，可以讓拇趾朝外側彎曲。

防止拇趾外翻的腳趾體操與按摩

①腳的拇趾朝內側繞15次、朝外側繞15次，其他趾也一樣朝內、外側各繞10次。

②以撫摸的方式按摩腳的拇趾與第2趾之間15～20次。

③腳趾用力張開、閉攏，進行20次。

④雙腳拇趾勾住寬的橡皮圈，朝左右拉，1天2次，每次5分鐘。

以上運動可以看著電視放鬆心情來做。

此外，①～③可以在泡澡時躺在浴缸裡進行，能促進血液循環，效果更好。

這些體操和按摩只是預防法，因為「拇趾外翻」而腳部疼痛的人不能進行。

腳趾的體操與按摩

1

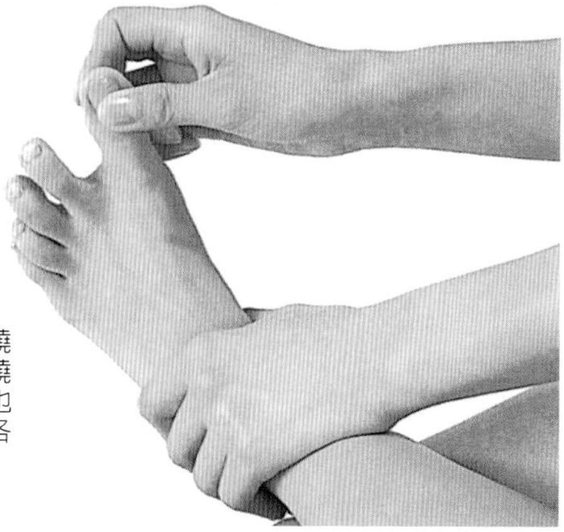

腳的拇趾朝內側繞15次、朝外側繞15次，其他趾也同樣朝內、外側各繞10次。

2

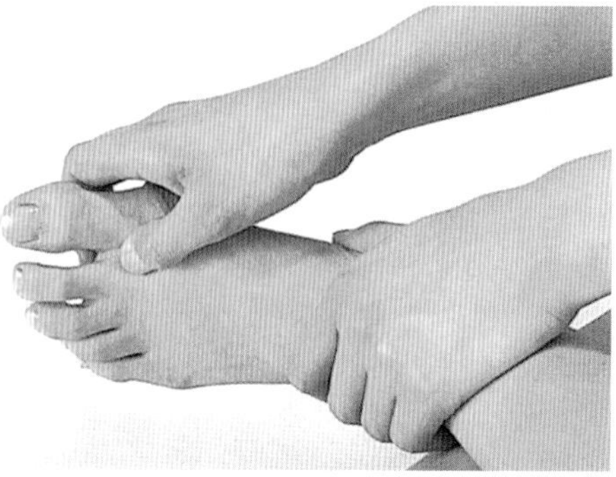

在腳的拇趾與第2指之間，撫摸似地按摩15~20次

3

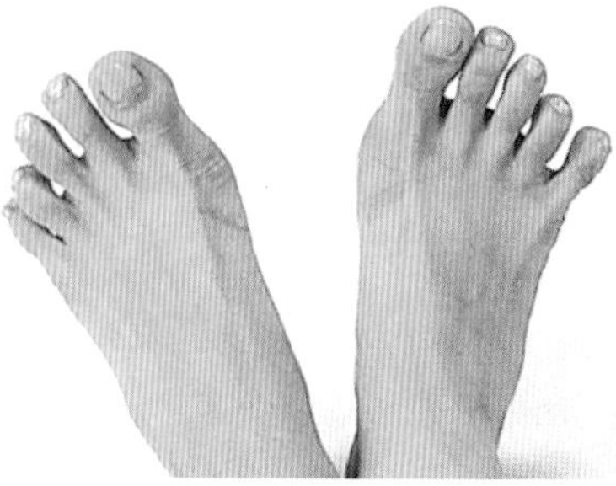

腳趾用力張開、閉攏，反覆做20次。

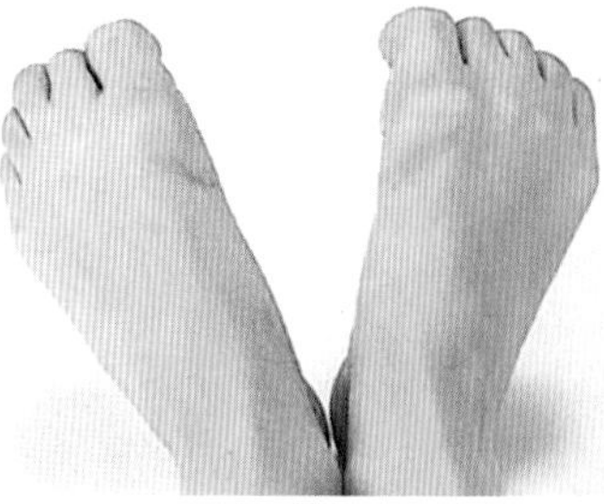

4

雙腳拇趾勾住橡皮圈，朝左右拉，1天2次，每次5分鐘。

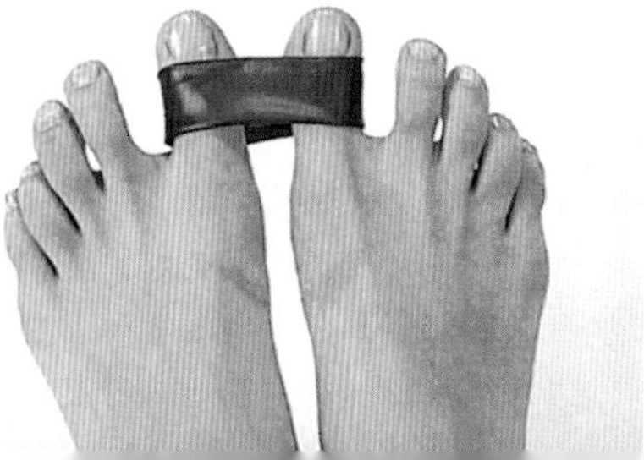

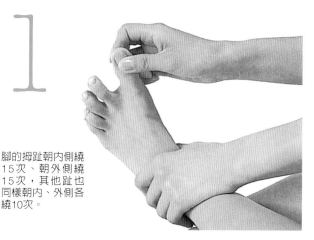

去除疼痛的穴道及其按壓法

去除「拇趾外翻」的疼痛，以下穴道都有效。能促進血液循環，去除疼痛。

八邪穴：各個腳趾的股。從腳背側、後側夾住趾股，強力壓迫、放鬆力量，反覆7次。

陽陵泉：膝關節外側下方、骨突出處正下方的穴道。對此穴道用力按壓、放鬆力量，反覆7次。

太敦：腳拇趾趾甲生長處、靠近腳踝內側2mm處的穴道。這個穴道和接下來的隱白默數「1、2、3」時一起按壓，數「4、5、6」時放鬆力量，反覆7次。

隱白：腳拇趾趾甲生長處、靠近腳踝外側2mm處的穴道。用手的拇指和食指從兩側夾住腳的拇趾，同時刺激太敦與隱白。

百會：頭頂上的穴道。左右耳上端連結線與鼻眉間連結線交叉處，就是百會穴。數「1、2、3」時，用手拇指以外的4根手指按壓此穴，數「4、5、6」時，放鬆力量，反覆7次。接著百會周邊（以百會為主的2~3cm正方形範圍）用拇指以外的4根手指輕敲15下。

除了穴道刺激之外，在腳拇趾與第2趾間夾如指頭般粗細的蠟燭20~30分鐘，可以矯正拇趾外翻。夾蠟燭不會痛苦的人，可以夾一個晚上。

（竹之內）

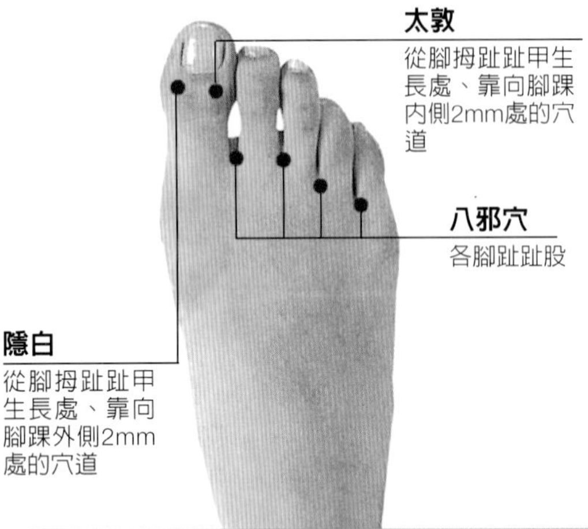

去除疼痛的穴道及其按壓法

八邪穴的按壓法

從腳背側與後側夾住趾股，用力壓迫、放鬆力量，反覆7次。

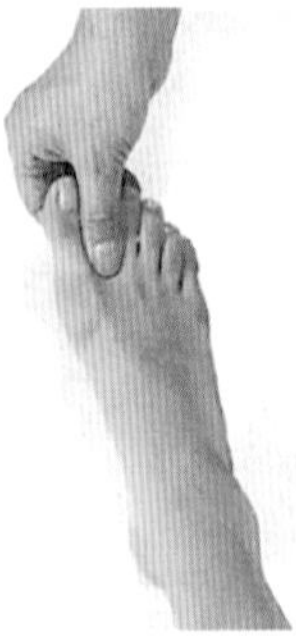

太敦與隱白的按壓法

用拇指與食指夾住太敦與隱白穴，數「1、2、3」時按壓兩個穴道，數「4、5、6」時放鬆力量，反覆7次。

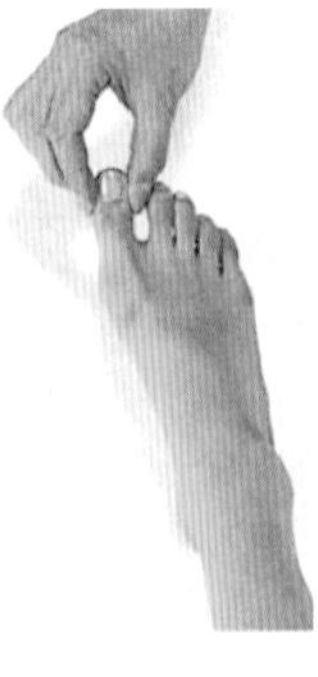

百會的刺激

用手的拇指以外的4根手指，數「1、2、3」時按壓，數「4、5、6」時放鬆，反覆7次。

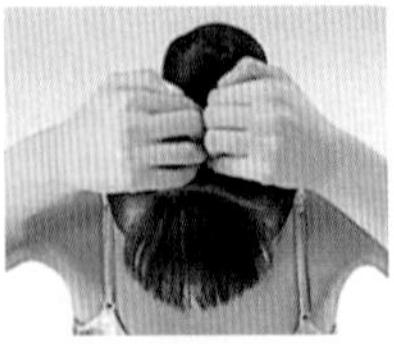

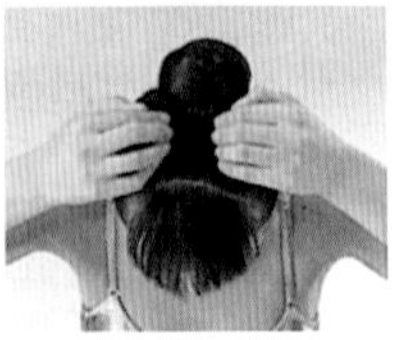

百會周邊（以百會為主的2~3cm正方形範圍）用拇指以外的4根手指，很有節奏地輕敲10~15下。

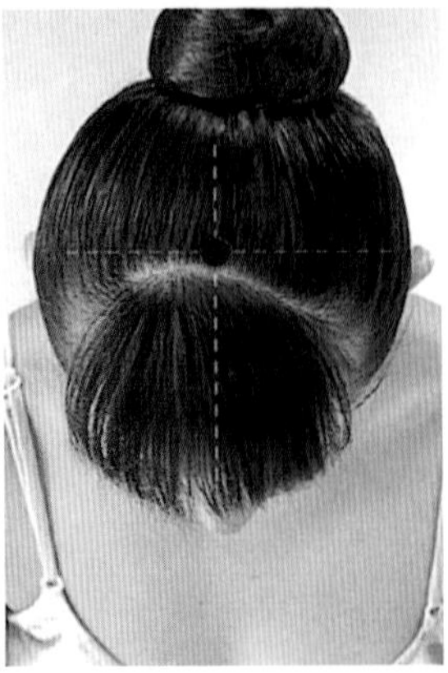

百會

頭頂上的穴道。左右耳上端連結線與鼻眉間連結線的交叉處。

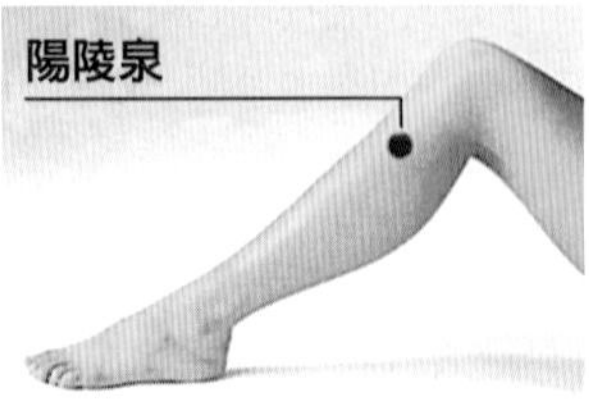

膝關節外側下方突出骨（腓骨小頭）的正下方

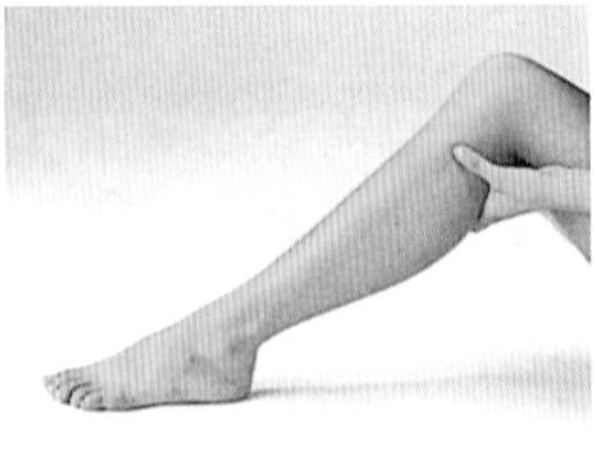

陽陵泉的按壓法

拇指用力按壓、放鬆力量，反覆7次。

完全治好
腰、膝、腳疼痛的
理論篇

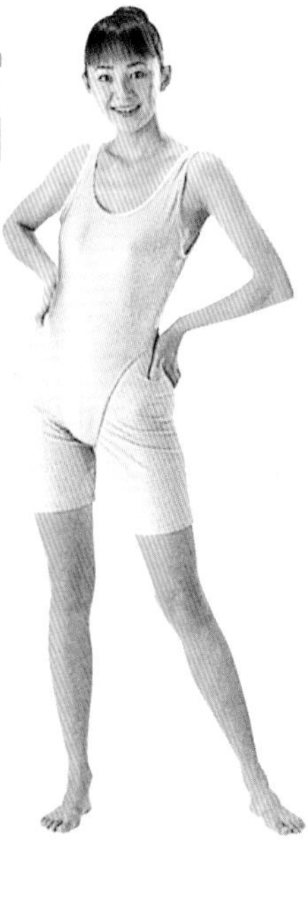

引起腰痛的構造

10人中有8人有腰痛的煩惱

一生當中，80％的人有腰痛的經驗。為什麼有這麼多人因為腰痛而煩惱呢？

數百萬年前，人類從用四隻腳走路變成用兩隻腳走路，迎向劃時代的進化，獲得「手」的自由。但同時也背負了腰痛的宿命。

用四隻腳走路時，背骨能發揮水平連結上半身與下半身的橋樑作用。上半身靠2隻前腳支撐，下半身靠2隻後腳支撐。

但用兩隻腳走路時，背骨必須直立。原本用來當做橋樑的骨骼不可能輕易直立，例如股關節。看狗或貓就可以知道，用四隻腳走路時，骨盆與腳藉著股關節形成大的角度。而為了用兩隻腳走路，腳與骨盆必須筆直相連才行。

但事實上人體的骨盆朝前傾30度左右。骨盆的軸與腳若要保持平行，還少了30~60度。此外，用四隻腳走路的時代，留有尾巴，但用兩隻腳走路以後，上身必須大幅度前傾。

為了彌補這個問題，長年累月以來變形的就是背骨。從側面看背骨，腰的部分朝前方仰成弓形。藉著由骨盆到背骨後仰站立，上半身才能保持挺直。而為了使頸部直立，背骨在頸部部分朝前方隆起。腰與頸部的S形弧度，稱為背骨的生理彎曲。這個生理彎曲同時也是人類的弱點。

後仰支撐沉重上半身的腰，以及支撐頭部的頸部，都擁有過重的負擔，容易引起腰痛或肩膀痠痛。

背骨的生理彎曲

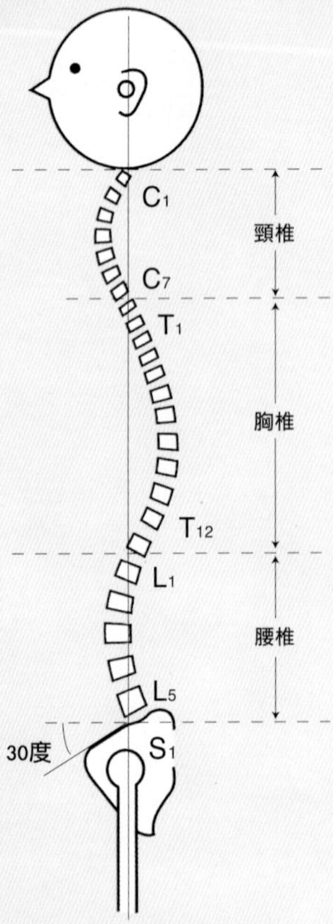

腰椎彌補骨盆的前傾。

製造背骨本身就會成為腰痛原因

背骨包括尾骨在內，是由32～35個椎骨以疊磚塊的方式堆積而成的。

椎骨與椎骨在背骨後側咬合，形成椎間關節。

但是，椎骨是硬骨，如果直接咬合，會互相碰撞，產生摩擦。為了避免這種情況，椎骨之間隔著具有緩衝作用的堆間盤這種富於彈性的軟骨。

椎間盤會隨著椎骨的動作而受到壓縮，在使得背骨可以活動的同時，也能減輕給予每個骨的衝擊。

衝擊也可以因為背骨的生理彎曲而減輕。如果背骨是直棒，則彈跳時的衝擊會直接傳達到腦。但因為背骨是彎曲的，而且具有彈性，所以衝擊傳達到腦時已經抑制到最低限度了。

然而為了吸收這些衝擊，在腰的部分形成極大的負擔，承受了很大的壓力。

背骨活動本身也有問題。我們在鞠躬時，彎曲最嚴重的就是腰，正確的說法是第4、第5腰椎。胸椎因為支撐了肋骨這麼大的骨頭，因此朝前方輕微彎曲。

上半身彎曲成90度時，腰椎彎曲45度，剩下的角度則藉著骨盆的旋轉來完成。

腰椎由於活動範圍廣泛，所以支撐腰椎的肌肉負擔也很大。當疲勞堆積時，就容易引起腰痛。

「挺腰」的人容易腰痛

如以上所述，不論從骨骼或背骨的活動來看，人類的確都背負著腰痛這顆炸彈。

但這並不是說，所有的人都會引起腰痛。之所以會腰痛，還是有其關鍵的。

其中之一是「姿勢」。姿勢不良時，背骨的生理彎曲瓦解，對一部分的背骨或肌肉造成極大負擔。尤其特別容易引起腰痛的，就是俗稱「挺腰」的人。

前面提過，腰椎會稍微自然挺起。如果後挺過度，腰椎後側，也就是椎間關節就必須支撐體重。

這原不是支撐體重的部位，一旦後仰時，椎骨本身後側的空間變得狹窄，受到壓迫，於是壓迫神經，導致肌肉疲勞，成為腰痛的原因。

此外，肌力的衰弱也是腰痛的原因。即使背骨非常堅固，但加以支撐的卻是肌肉。

肌肉衰弱的話，不僅疲勞迅速出現，背骨的活動也不穩定，容易腰痛。與背骨有關的背肌、腹肌、臀肌，都必須堅固才行。

當腹肌衰弱時，腰椎朝前方彎曲，會導致挺腰現象惡化。

要保持好的姿勢，一定要加強腳部肌肉。

此外，因壓力而造成的腰痛也不斷增加。

壓力不僅會製造心因性的腰痛，同時會使肌肉更為緊張，形成不良的姿勢，成為雙重、三重腰痛原因。

腰痛症與閃腰

腰痛大都是肌肉疲勞造成的「腰痛症」

腰痛是多數人都有過的經驗，再也沒有比腰痛的原因更多樣化的疾病了。

幾乎所有腰痛都是因為姿勢不良、太胖、運動不足、壓力、慢性疲勞等所造成的，這就是所謂的「腰痛症」。

腰痛大部分不是因為腰骨，一言以蔽之，它是原因不明的症狀，即使照X光也不會發現異常，並不是因為內臟等原因引起的。

腰痛以中腰姿勢工作或是長時間坐著工作的人較多見，因為肌肉疲勞堆積而引起。如果長時間持續同樣姿勢，造成背骨肌肉緊張，肌肉會變得僵硬、引起瘀血，而產生疼痛。

因為是生活習慣造成的，如果不加以改善，可能會復發好幾次。

每天做體操以改善姿勢，對腰痛的治療與預防十分有效。體操能去除肌肉的疲痛，促進血液循環，同時強化肌肉，具有防止復發的效果。

也可以藉著泡澡溫熱患部或按摩、指壓等，減輕肌肉的疼痛。

特別需要靜養的「閃腰」

腰痛症是肌肉的慢性疲勞，會急性疼痛的則是「閃腰」。打噴嚏、抬重物，或是從中腰姿勢站起來的時候，腰會突然劇痛，這類突然的動作是腰痛的關鍵。

但即使去照X光，也沒有發現骨的異常，專門術語稱為「腰椎扭傷」。簡單地說，閃腰就是腰的扭傷，疼痛的原因有以下幾種。

第一就是背骨後側椎骨與椎骨相連結的小關節挪移，覆蓋關節的袋子（關節包）夾在當中，因而引起疼痛。

此外，椎間盤如果有小傷，而連接背骨的韌帶像扭傷一樣勉強被拉扯時，就會強烈疼痛。肌肉出現拉傷狀態被拉扯時，也會造成疼痛。

不管哪一種疼痛都很強烈，然而閃腰卻是很容易治癒的疾病。只要靜養2～3天，疼痛就會消失，所以躺下來休息是最好的方法。

但是如果一再復發，可能會造成椎間盤突出症，所以平常就要鍛鍊肌肉，同時還要注意異常的動作，不要突然抬起重物。

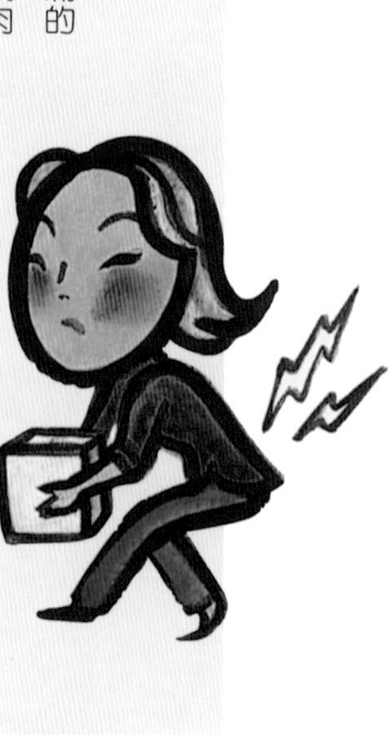

坐骨神經痛

從腰到腳都會引起疼痛

疼痛不僅出現在腰部，連大腿、小腿肚、腳底整隻腿都會疼痛，就是「坐骨神經痛」。

坐骨神經是從腰椎到骶骨為止各椎骨之間（椎間孔）伸出的神經聚集而形成的人體最大的神經束，從腰穿過臀部，甚至支配到下肢。

坐骨神經痛就是，椎間孔突出的神經根元受到壓迫及發炎引起的神經痛。其症狀隨何種神經受到何種程度的障礙的不同而有不同，有些是持續鈍痛，有些像閃腰一樣會劇痛，有時則是伴隨腳發麻或反射降低等症狀。

腰的神經已各自決定好支配的領域，因此依症狀出現的部位，可以得知到底是哪條神經受損。此外，是否是坐骨神經痛，藉著簡單的測驗即可確認。如果仰躺、膝伸直、腳上抬時疼痛強烈，不能上抬到70度以上，就是坐骨神經痛。

腳的坐骨神經支配

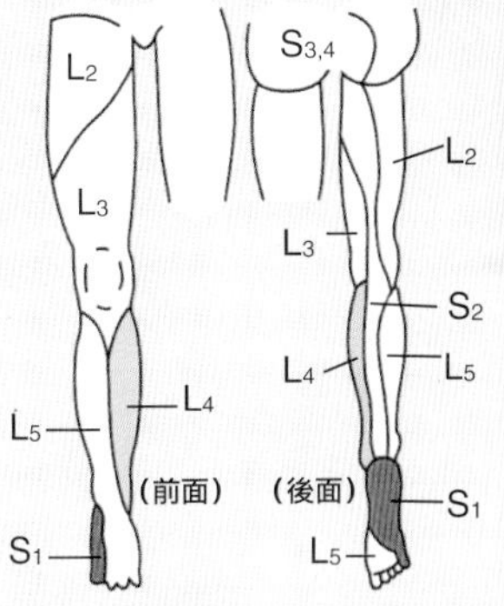

L_4、L_5的部分容易受損。
（L是腰椎，S是骶骨）

90%以上不需要動手術

坐骨神經痛也可能因糖尿病、變形性腰椎症、脊椎分離症而引起，偶爾也會因為腫瘤而引起，其中最多的是「椎間盤突出症」。

椎間盤是以圓形膠狀的髓核為主，周圍則是由稱為纖維環的堅固組織包圍。在20歲層，富於彈性的椎間盤逐漸失去水分而衰弱。從此時開始，纖維環會產生皸裂的現象，髓核也會因為壓力而突出。

椎骨前方得到強力韌帶的支撐，因此髓核突出大都出現在椎骨後方，而且幾乎都會偏向左邊或右邊。突出的髓核壓迫神經根的根元，因此引起坐骨神經痛。疼痛的特徵是會因咳嗽、打噴嚏而增強。

這類的突出症，以在腰椎中最易活動的第4、第5腰椎之間最常見，其次是第5腰椎與骶骨之間的椎間盤。罹患突出症，很多人會想要動手術，但90%以上利用牽引的方法即可治療。

骨質疏鬆症

預防「骨質疏鬆症」可以防止臥病在床

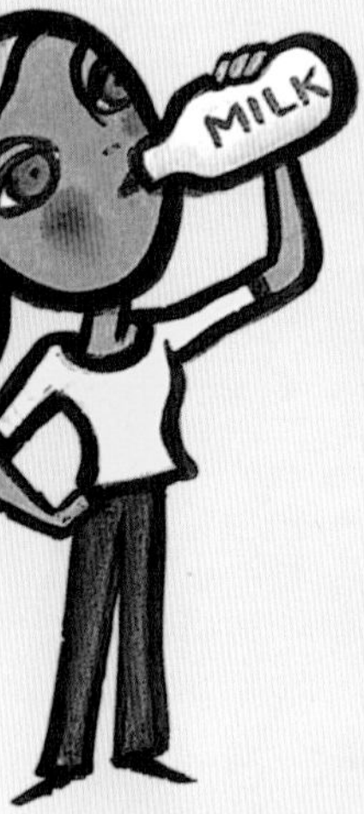

在迎向高齡化社會的同時，「骨質疏鬆症」成為一大社會問題。對健康而豐富的晚年生活而言，骨質疏鬆症是一大障礙。因為脊椎、股骨頸部或骨折而臥病在床的高齡者，目前有很多人。而骨折的主要原因是骨質疏鬆症，這種說法絕不誇張。

骨質疏鬆症是骨出現空洞，變得脆弱，身高變矮，容易駝背，會引發背部和腰部疼痛。一旦得了骨質疏鬆症，碰到東西會容易跌倒，大腿根部及手腕容易骨折。

骨質疏鬆症的原因包括高齡、鈣質不足、運動不足、維他命D不足等。尤其是迎向更年期的女性，因為女性荷爾蒙（雌激素）缺乏，骨鹽量（鈣量）減少，與男性相比，發生的機率更高，因此有人說，骨質疏鬆症是女性的疾病。

骨質疏鬆症發生的時間，早一點的話，女性約在40歲層就會出現，隨著年齡的增加，罹患的人也會增加。80歲層時，每3人中就有2人有這種疾病。

其預防法是在年輕時就要蓄積骨鹽量。隨著年齡的增加，鈣隨之減少，因此要攝取鈣質以及能促進鈣質吸收的維他命D的食品，也要適當運動以強健骨骼。此外，不要抽太多菸、喝太多咖啡。

年輕時若勉強減肥，在應該增加骨鹽量的時期，卻沒有攝取，將來有可能會成為骨質疏鬆症的患者。所以①1天要攝取六〇〇mg以上的鈣質，②1天要走路2～3km，③要到戶外曬太陽。平常就要遵守預防骨質疏鬆症的三大原則，多多活動。

「骨質疏鬆症」的注意要點與治療方法

要是得了骨質疏鬆症，大腿根部及背骨容易骨折，所以要注意別跌倒。治療方面要攝取鈣質，服用維他命D製劑、注射防止鈣質從骨骼流出的降鈣素及荷爾蒙劑。鈣質方面，吸收最好的是牛奶，討厭牛奶的人，1天要喝2～3大匙的脫脂奶粉，或是混入料理中，以補充鈣質的不足。

為避免將來因骨質疏鬆症而臥病在床，40歲之後要定期測量骨鹽量。

4 其他腰痛

運動少年較常見的「脊椎分離症」

簡單地說，「脊椎分離症」就是椎骨關節一部分出現一種骨折而分離的狀態。照X光會發現，椎骨後側的上關節突與下關節突之間斷裂。以前認為這種斷裂是先天異常，現在則以因壓力堆積引起疲勞骨折的說法較為人所接受。尤其在成長期熱衷劇烈運動的人較常見，從10歲層開始就有疼痛的現象。但得了脊椎分離症，不見得一定會引起疼痛。

分離部分往前方滑出時，稱為「脊椎滑脫症」。症狀是從苦重的腰痛開始，嚴重時腳會疼痛、發麻，伴隨坐骨神經痛。

突然出現時要靜養，若為慢性則要施行運動療法和手術。

因老化而引起的「變形性腰椎症」

「變形性腰椎症」是從早上起床時腰痛、僵硬、無法充分活動的症狀開始的。

主要是因為椎間盤老化而引起的症狀。椎間盤隨著老化而逐漸失去彈性，最

脊椎分離症

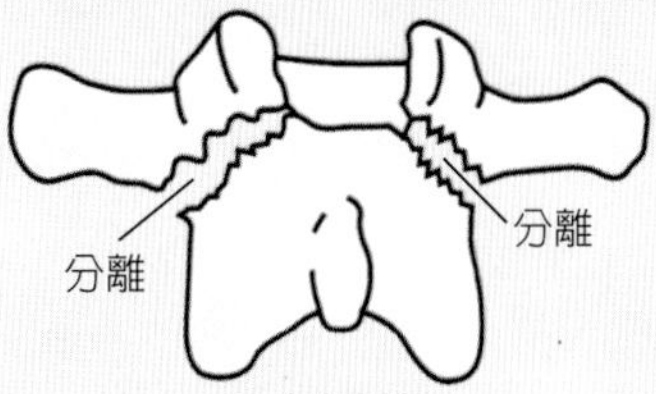

（正面）

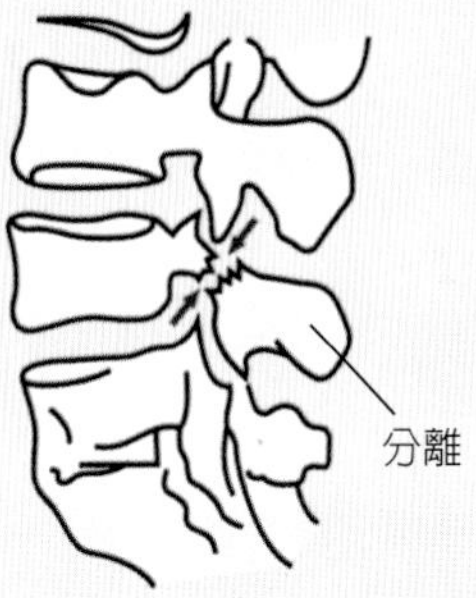

（側面）

變形性腰椎症

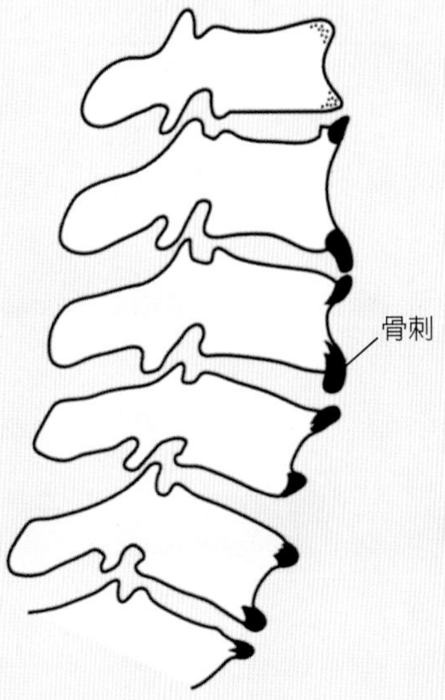

後因加諸於背骨的壓力使其受到擠壓。這個刺激會引起椎體周圍異常骨的增殖，出現小刺一般的突出骨（骨刺）。

這些骨的變形與疼痛的強度並無關係。變形本身不會引起疼痛，但支撐變形背骨的肌肉一旦衰弱，就可能引起慢性腰痛或閃腰。而肌肉本身老化、衰退、變硬，於是造成雙重負擔。

泡澡、做體操能去除肌肉疲痛、緩和疼痛。

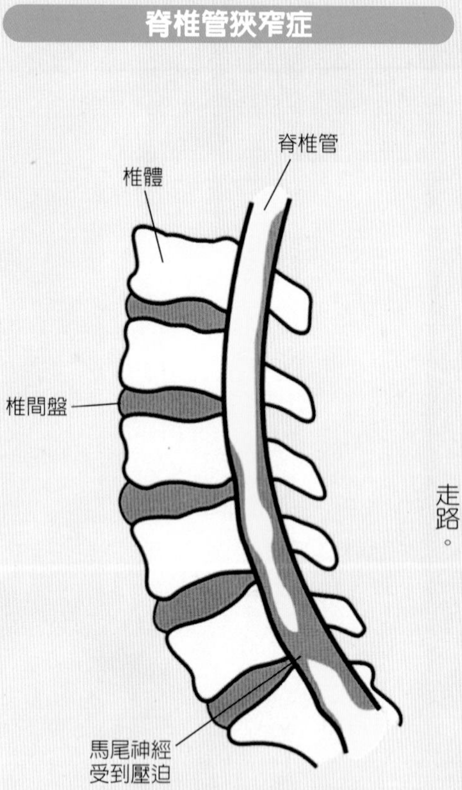

走路時腳會疼痛的「脊椎管狹窄症」

背骨後側有讓脊髓通過的粗大管子（脊椎管）。脊椎管異常狹窄，導致壓迫神經時，就稱為「脊椎管狹窄症」。

其症狀包括腰痛、腳痛與發麻等，特徵則是間歇性跛行這種獨特的走路方式。走一會兒之後，會因為腳發麻或疼痛而無法步行，如果彎著腰稍微休息一下，就能緩和症狀，繼續走路。

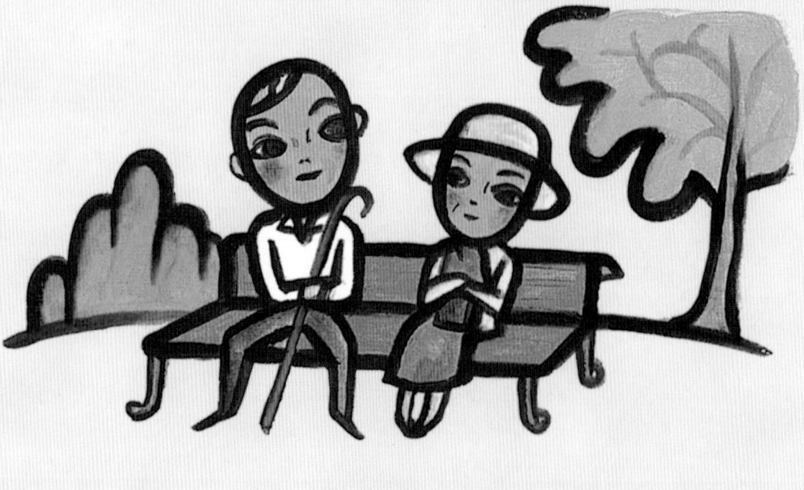

原因包括先天性、脊椎滑脫症、變形性腰椎症等腰的疾病，還有因動脈性閉塞而導致的下肢血液循環不全等。疼痛會藉著彎腰擴張脊椎管而緩和。也可以穿鐵衣。疼痛強烈時，要動手術。

引起膝痛的原因

膝痛的原因

膝是起立、步行所有動作的重要關節，與手臂不同的是，它可以支撐重量，因此膝的疼痛有可能引起步行困難，非常痛苦。

膝痛是僅次於腰痛，令人感到十分煩惱的疼痛之一。

膝的毛病最麻煩的就是，會痛到無法步行，造成日常動作的不方便。

老年人因膝痛而躲在家中，會減少活動身體的機會，得到精神刺激的程度也大量減少。

因此，有可能引起身體的老化或腦的老化。

日本人以前正坐、深屈膝的生活習慣，對膝的問題有極大的影響。

膝痛原因分為三種，①隨著老化而造成的變形性膝關節症，②風濕等發炎症狀，③受傷等。為什麼膝這麼容易出現問題？

沒有比膝更複雜纖細的關節

結論是，膝原本就背負著容易引起各種毛病的弱點。

人打從用2隻腳走路開始，膝與腰同樣承受了極大的負擔。

單純的想法是，人從4隻腳走路到2隻腳走路，得到了雙手的自由，取而代之的卻是對腳造成加倍的負擔。

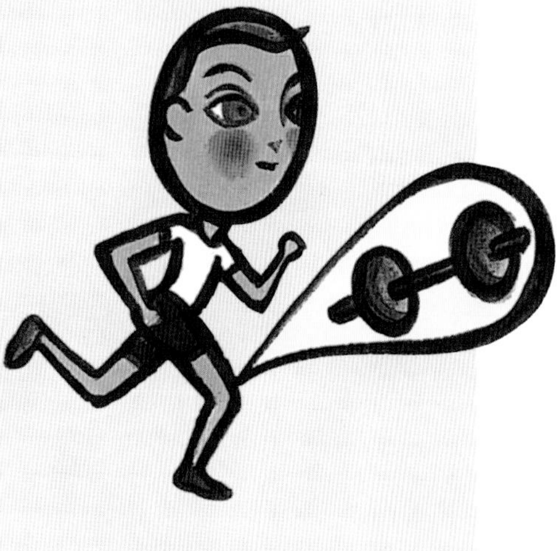

單單走在平地上，就必須承受3倍的體重；上下樓梯時，實際上則得承受7倍體重的壓力。而且，膝不僅只是屈伸、扭轉運動，還有反過來限制這些運動的功能也很重要。

奔跑中途要停止時，膝有制動器的作用。

此外，動作非常巧妙。概言之，膝彎曲時形成股骨與脛骨的角度，但若直接像絞鏈旋轉，大約在70度時就會引起脫臼。

但因我們的腳能正坐，所以通常能夠深彎曲135～150度左右。

如下圖所示，膝藉著軸旋轉，當像絞鏈一樣旋轉到20度時，接下來骨就會一點點一點點地挪移滑脫。

彎曲到90度時，脛骨在30～40度的範圍內旋轉。

在人體上，膝關節具有最複雜、最纖細的構造。

這麼複雜的動作要在支撐身體體重的狀況下進行，因此，膝平常承受了極大的負擔。

股關節等有粗大肌肉的保護，但膝關節則是以強力的韌帶連結，覆蓋在外側的肌肉只有一點點。

因此，經常會受到來自外界力量的傷害。

膝原本就有這些弱點，要是運動時過度使用膝，會因為老化導致肌肉衰退、軟骨耗損，當然會發生毛病。

上下樓梯時膝的動作

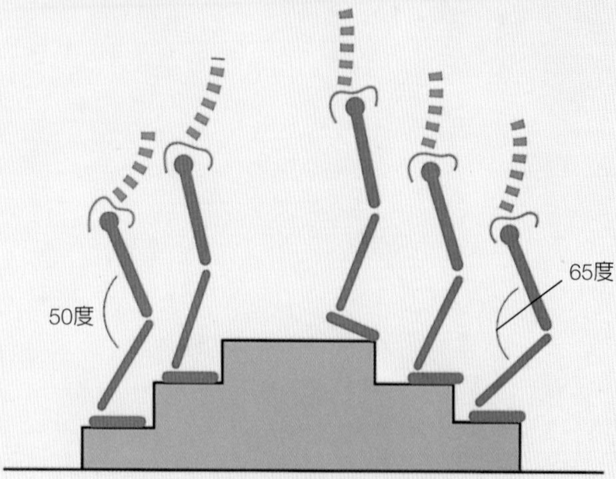

上樓梯時，膝平均彎曲50度，下樓梯時，平均彎曲65度，承受體重7倍的壓力。

膝關節的活動（彎曲運動）

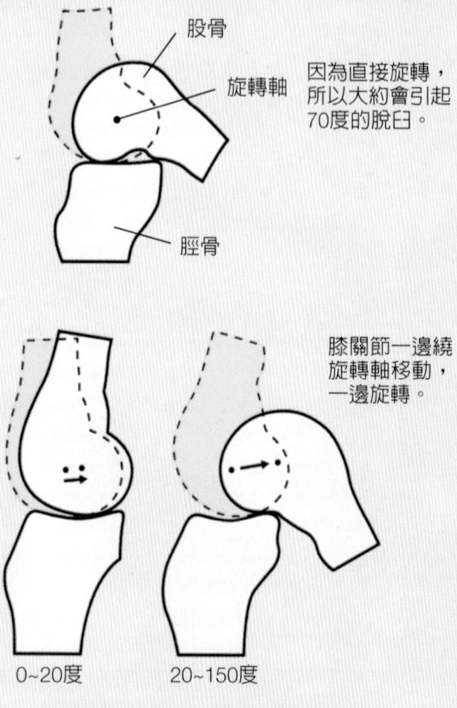

引起膝痛的部位與構造

構成膝的四種骨骼

為什麼會膝痛？要探索原因，必須先知道膝的構造。

膝關節是由股骨、脛骨、腓骨、髕骨四種骨構成的。其中腓骨與膝的彎曲沒有直接關係。

大腿的股骨下端與脛骨上端，也就是稱為膝蓋頭的髕骨，則是膝關節的中心。活動膝或支撐體重，都由這三種骨製造的關節負責。

關節面並不是骨與骨直接連接，而是由骨表面厚3～4mm的軟骨覆蓋。軟骨是富有彈性的組織，能使關節滑動順暢，同時也能吸收重量或運動對關節造成的衝擊，具有緩衝的作用。

軟骨並無血液或淋巴液通過。關節的周圍由關節包包住，其間充滿著關節液。軟骨就如同海棉一樣，因關節的活動而受到壓迫，使老廢物擠出到關節液中，然後再利用恢復原狀的彈性，吸收營養素。

但隨著年齡的增加，軟骨逐漸老化。老化之後，軟骨變硬，缺乏彈性，因此關節容易變形或發炎，產生疼痛，這就是83頁會詳細敘述的變形性膝關節症。

膝蓋頭對腳的屈伸而言是不可或缺的

過去並不完全了解髕骨的作用，因此一旦生病就將之摘除。現在已經知

膝關節的構造

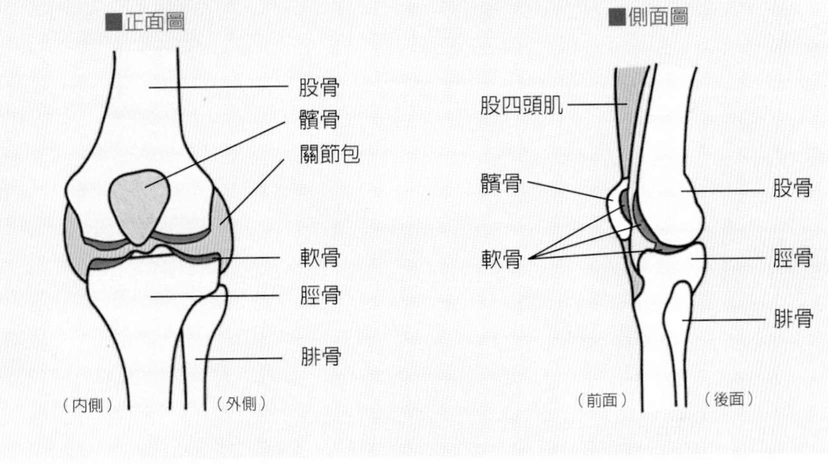

道，它在伸展膝時具有重要作用。

髕骨前面隆起成凸形，後面關節面則由軟骨覆蓋。其上方附著於股四頭肌，下方與左右則由股四頭肌伸出的3條韌帶固定關節，利用股四頭肌形成T字形。髕骨活動的情形也在此稍加說明。

如左圖所示，髕骨在大腿的位置，其面特別稱為髕骨關節。股骨面有淺溝，髕骨沿著淺溝移動。在彎屈膝時，股骨下面（與脛骨相對合的面）朝向前面，因此髕骨與股骨下面對合。

髕骨的固定

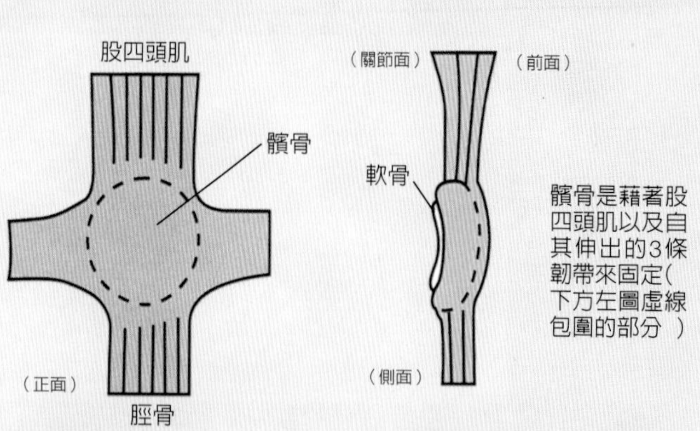

髕骨是藉著股四頭肌以及自其伸出的3條韌帶來固定(下方左圖虛線包圍的部分)

髕骨的活動

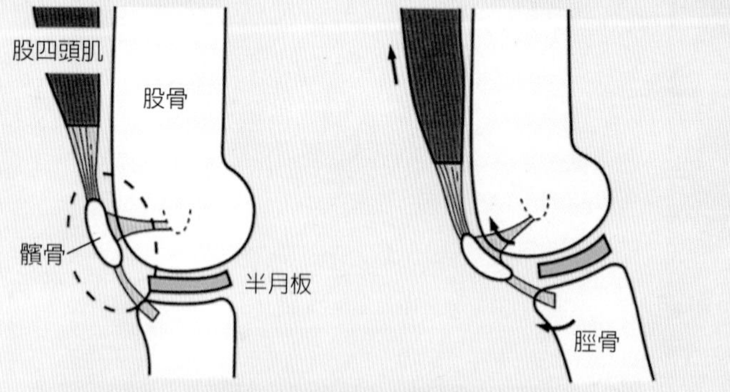

髕骨是股四頭肌活動脛骨時的槓桿。

另一方面，在伸直腿的時候，大腿部前面的股四頭肌收縮，拉扯脛骨，使腿伸直。這時髕骨能使股骨的滑動順暢，同時有幫助股四頭肌拉扯脛骨的作用。

如果沒有髕骨，拉扯脛骨時，股四頭肌要用比現在多出30％的力量才行。

髕骨在腿屈伸時，受到股骨強力的壓迫。因此，如果不能均衡地將力量加諸在整個髕骨上，就會使得軟骨的某些部分受損。

最近年輕人膝痛增加，就是因為運動過度用膝，或相反地，很少使用腳，使得軟骨的代謝（吸收營養素、排出老廢物的作用）惡化，造成髕骨受損，軟骨部分尤其嚴重。

保持關節、韌帶以及具有緩衝作用的半月板與軟骨

膝有前十字韌帶、後十字韌帶，以及內側與外側的側副韌帶等四大韌帶。

半月板的構造

■從上方看的半月板

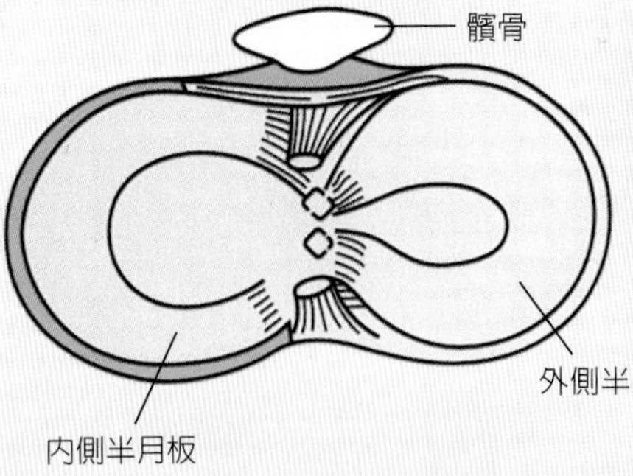

■從側面看的半月板

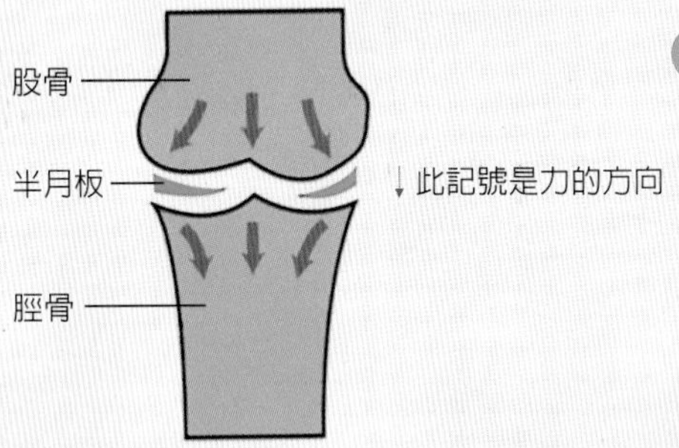

半月板能分散加諸於膝的壓力。

韌帶的構造

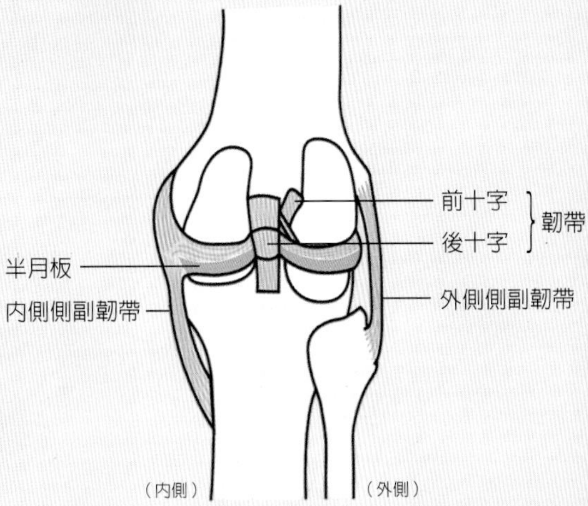

十字韌帶的構造

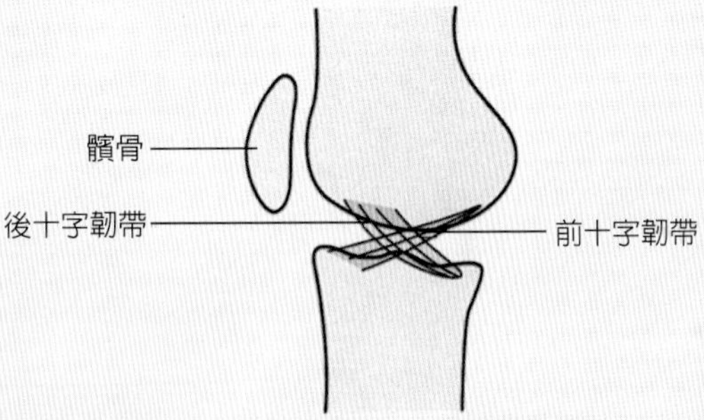

前十字韌，帶具有避免使小腿骨往前挪移或扭轉的作用。

後十字韌，帶則是避免小腿骨往後挪移。

側副韌帶，能維持膝關節橫方向的安定性，同時也能固定半月板，控制膝的活動。

半月板將股骨與脛骨之間加諸於關節面的壓力加以分散，是具有緩衝作用的軟骨。半月板形成像英文字母C的對合形狀，兩個C字用強力韌帶連結起來，具有緩衝作用，也具有使關節滑動順暢的作用。

屈伸膝的肌肉

膝活動的中心是膝周邊的肌肉，這些肌肉包括伸膝肌肉群、屈膝肌肉群。

伸膝肌肉群是在大腿前方的股四頭肌，屈膝肌肉群則是在大腿後方的屈膝肌群。股四頭肌則藉著髕骨與脛骨相連。

此外，重要的肌肉是在小腿肚的小腿三頭肌（腓腸肌與比目魚肌合稱為小腿三頭肌）。

以上肌肉能固定膝，使其發揮正常作用。當這些肌肉衰退時，膝關節動搖極大，不自然動作以及特定部分的壓力增加，成為損傷關節的原因。

為了預防膝的疾病，必須強化腳肌肉的原因就在於此。

與膝有關的肌肉

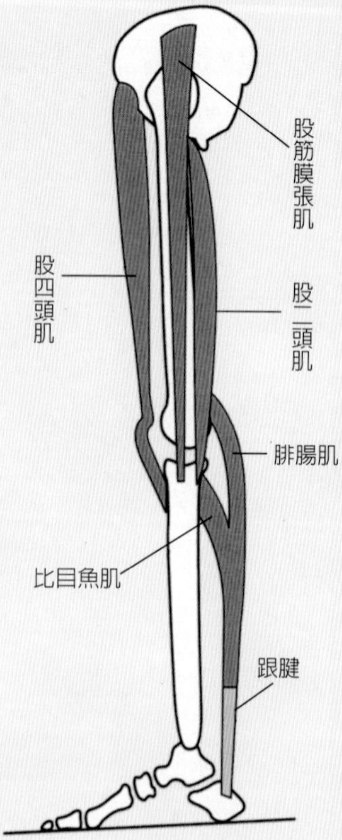

分辨膝是否積水的方法

經常聽人說膝積水，那麼水是如何積存的？

膝的髕骨上部，也就是大腿前面下方，有關節袋（關節囊），水主要積存在這個袋子裡。

膝積水時，水會積存在髕骨下方，也就是膝蓋頭下方，壓迫大腿，使得膝蓋頭浮起。從浮起的膝蓋頭上，手指向下壓迫膝蓋頭時，戳到其下方的股骨會有一種凹凸感，這種凹凸感就證明了膝積水。

這個凹凸感就好像膝蓋頭跳舞一樣，因此稱為「髕骨跳動」。

經常聽人說，不要抽除膝蓋水，一旦抽除還會再積水。這是真的嗎？

的確，如果頻頻抽水，有感染的危險，這麼做並不好。

但是膝的水是發炎症狀的產物，會造成苦重感或強烈疼痛感。因為是不需要的產物，如果積存太多水，抽掉也無妨。雖說抽掉水可能會再積存，因而造成慢性症狀，但是並不是因為抽掉水才使水再積存，而是發炎症狀使水積存。

積水的部位

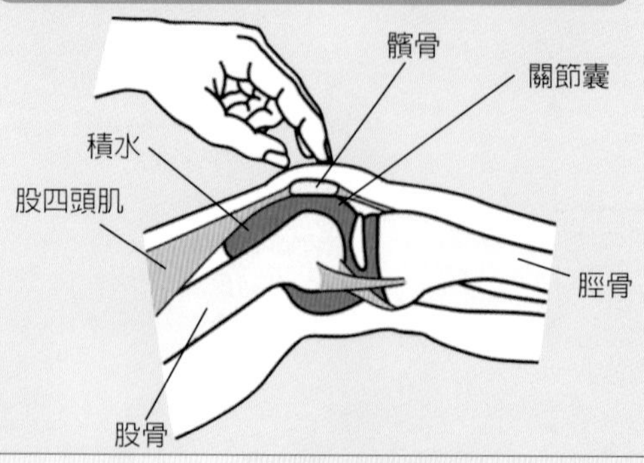

容易膝痛的人

愈胖的人愈危險

前面說明過了，膝痛是因為各種原因而引起的，但會造成不良因子作用的，就是肥胖。

例如，如果胖了5kg，外表上看起來沒什麼差別，但卻會對膝造成數倍的負擔。

單是走路，膝就要承受3倍的體重，上下樓梯則要承受7倍的負擔。也就是說，如果體重增加5kg，走路就增加15kg的壓力、上下樓梯就增加35kg的壓力。

長時間持續這種狀態，膝關節當然容易變形。

雖不須減重到消瘦的地步，但至少要減輕體重到身高減掉一百的數值，這樣就能保護膝免於受傷，同時也能緩和症狀。

O型腳的人也容易引起膝的毛病

O型腳也會加重膝的毛病，這尤其是變形性膝關節症發病的一大要因。有變形性膝關節症的人，80%都有O型腳的現象，所以這個病症與O型腳有密切關係。O型腳會使膝的重心混亂，漸漸導致關節的變形。

正常的腳應該略呈X型腳，股骨和脛骨在膝的外側形成約175～177度的角度。在這種狀態下，從股關節到腳踝的

0型腳的腳的負擔

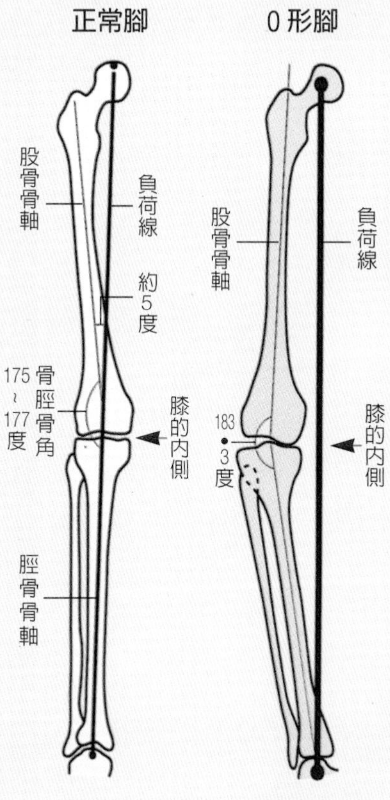

負荷線偏重於膝的內側會出現變形。

垂直負荷線通過膝關節中央，利用整個膝來支撐身體的體重。

一旦得了變形性膝關節症，80％以上的人都有O型腳，平均角度為183•3度。也就是說，負荷線會偏向內側，對內側形成強大壓力。結果膝關節內側耗損，引起變形。照X光時看膝關節，會發現關節內側股骨與脛骨的縫隙非常狹窄

183•3度的角度是調查膝已變形的人的結果，所以，是否從開始其O型腳的程度就如此嚴重，不得而知。但總之O型腳會導致膝內側骨變形，因此O型腳也會惡化。

O型腳的人本來就可能引起變形性膝關節症。擔心的人可以實行實踐篇介紹的走路方式，鍛鍊腳的肌肉。即使無法治好O型腳，但能有效預防變形性膝關節症。

實際疼痛時，可以利用腳底道具等由外矯正O型腳，即能緩和疼痛，鎮靜發炎症狀。

肌肉較弱的人、姿勢不良的人要注意

肌肉的衰弱是各種膝毛病的原因。

肌肉在活動膝時，也具有與韌帶互助合作、保持膝穩定性的作用。因此當肌肉和韌帶衰弱時，關節動搖，形成不自然的動作，成為特定關節面破損、遭到破壞的原因。

股四頭肌有伸直膝的作用，與膝的毛病有特別密切的關係。不使用腳顯現出來的衰退，最早出現在這個肌肉，其一旦衰退，腳就很難伸直。

有些人會輕微屈膝且駝背，其原因就是股四頭肌的衰退。對肌力較弱的人而言，輕微屈膝的狀態最輕鬆，而這種姿勢會導致股四頭肌更形衰弱，腳無法伸直。而在這種姿勢下做的動作，會對膝造成更大的負擔。

為了保護膝，平常就要鍛鍊肌肉，養成正確姿勢。

劇烈運動會損傷膝

雖想藉著運動鍛鍊肌肉，但是過度劇烈運動反而會損傷膝。

最近很多人為了健康而做運動，然而認為累積嚴格的訓練才是鍛鍊身心的想法是錯誤的。

曾經盛行一時的青蛙跳以及鴨子走路等，都因為會損傷膝而被廢止。而運動中也包含了很多會造成負面影響的運動。做運動只要覺得快樂就好，這樣就能增進健康。

此外，就算是慢跑也不要拚命跑，要先建立基礎體力後再慢跑。

運動造成的膝外傷，因年齡的不同而有不同。兒童處於發育期，軟骨特別容易受傷；青年期會造成韌帶損傷；中高年齡則可能導致肌腱斷裂或變形性膝關節症。要先考慮到運動的危險性，再享受運動之樂。

變形性膝關節症

原因幾乎都是因為老化

造成膝痛的原因，最常見的是「變形性膝關節症」，到了中高年齡時若是膝痛，首先就要懷疑可能是這個緣故。變形性膝關節症是因膝關節變形引起疼痛，疼痛在下樓梯更顯強烈，剛開始走路及長時間走路後，會感到疼痛嚴重。

除了疼痛之外，膝會積水、輕微發熱，膝無法變曲，要是變曲則會發出咭唧咭唧的聲音。

膝關節的變形有可能是因為年輕時的骨折或扭傷而引起的，不過大多數都是因為老化而造成的現象。中高年齡層變形性膝關節症的發生率很高，所以其與老化有密不可分的關係。

為什麼老化會造成膝的變形？我們來探討原因。

前面提過，膝必須負責：①支撐體重，②進行複雜動作兩個重擔。年輕時膝的肌肉強健，膝關節本身因為有軟骨和半月板的彈性，所以壓力減輕，直接負擔也僅止於容許範圍內。

但是隨著年齡增加，肌肉、覆蓋關節骨的軟骨以及關節包等軟部組織都開始衰弱。其中對關節變形造成直接影響的，就是軟骨的衰弱。

原本軟骨是富於彈性的組織，骨的關節面藉著3~4mm厚的軟骨加以覆蓋，可使關節滑動順暢，同時能吸收加諸於關節的衝擊，具有緩衝的作用。隨著老化，軟骨失去水分，逐漸欠缺彈性。利用關節鏡觀察時會發現，原本平滑、具有光澤的軟骨變成糖色，表面也出現毛刺。

如此一來，膝的活動當然會出問題。失去彈性的軟骨承受強大的壓力。以往骨與骨之間如橡皮般能自由伸縮的物質，突然變硬，於是對膝的衝擊直接加諸於軟骨，壓力較大的部分就會耗損。而承受強大壓力的部分，由軟骨所覆蓋的骨就會露出。

關節軟骨會出現「耗損」→「變形」→「耗損」的惡性循環

以上就是膝關節變形的開始，通常以軟骨的耗損為關鍵，而關節的變形會持續進行。

變形性膝關節症的進行

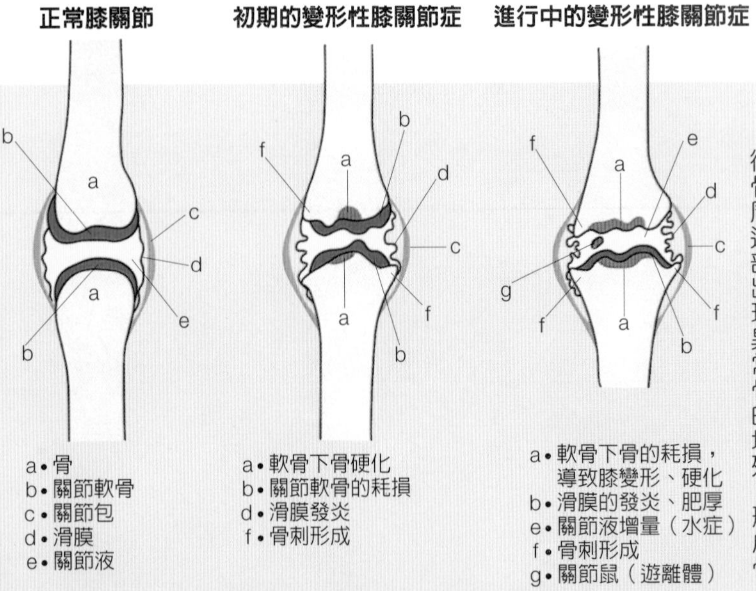

繼軟骨之後，露出的骨耗損，關節的骨之間的咬合逐漸混亂。咬合混亂，會對關節加諸不自然的力量，促使骨變形。這種骨的耗損↓變形↓耗損的惡性循環反覆出現，增強了關節變形的程度。

另一方面，因為耗損骨的影響，使得骨周邊部出現異常骨的增殖，形成骨刺。此外，在變形途中脫落的軟骨夾在關節之間形成關節鼠，阻礙膝的活動。

變形性膝關節症的人，80％以上都是O型腳。O型腳重心置於膝的內側，因此膝關節內側骨耗損，O型腳也惡化，造成惡性循環。

當膝關節變形出現時，是否一定會引起膝的毛病？不見得如此。有人說，軟骨的耐用年數是50年，雖有程度的不同，但年紀大了以後，幾乎所有的人都會出現膝關節變化的情況。如果說這種狀況立刻就會引起膝痛，那麼，所有高齡者就都有膝痛的煩惱了。

可是實際上去照X光，片子上出現明顯的變形性膝關節症症狀，當事人卻完全沒有自覺症狀的例子也不少。

同樣是變形，為什麼有的人會疼痛，有的人不會？其原因不明。

造成疼痛的構造

疼痛本身是因為以下的構造引起的。

第一點是機械性的發炎症狀。機械的發炎症狀，例如因骨互相摩擦的物理刺激而產生發炎，這和因病原菌引起的發炎在種類上是不同的。

變形性膝關節症並不是因為露出骨互相摩擦而造成疼痛。因為骨原本就沒有會感覺到痛的神經通過。但包住關節的關節包以及韌帶對疼痛卻非常敏感，當關節開始不自然的疼痛時，就會迅速察覺到疼痛。其次是骨互相摩擦刺激，也就是機械的刺激，引發覆蓋在關節包內側的滑膜機械性發炎。這個滑膜的發炎，成為變形性膝關節症疼痛的最大原因，導致膝發熱、積水。

滑膜引起發炎的另一個原因，是最近注意到的科學的刺激。也就是說，關節腫脹的軟骨或軟骨中產生酵素，形成科學的刺激，造成滑膜發炎。

目前認為這兩種刺激會引起滑膜發炎，導致疼痛產生。此外，發炎進行時，骨的破壞也持續進行，使得關節的變形也持續進行。

膝關節的變形一旦發生，就無法復原，治療上也只能以抑制滑膜的發炎為目標。高齡者變形的程度更強，復發的例子不少。不過一般而言，經過情形良好，很少會殘留讓膝無法活動的後遺症。

●醫院的治療法

以藥物療法和肌肉的復健為主。疼痛的強烈急性期要靜養關節，溫熱膝關節就能緩和疼痛。在醫院裡，可以利用熱敷墊或電氣刺激，溫熱膝關節，基本上與在家進行的溫濕布相同。

要靜養關節，可以利用護膝，或是步行時使用手杖。但長期靜養會造成腳部肌肉衰退、關節拘縮（硬而無法動彈），所以要配合症狀，進行運動療法。

運動療法是實踐篇所介紹的股四頭肌或小腿三頭肌的運動。此外為了減輕疼痛，可以服用鎮痛劑或消炎劑。最近已開發出服用1次具24小時效果的藥物。

實行這種方法，如果還是有發炎症狀出現，就要將類固醇劑（副腎皮質荷爾蒙劑）直接注入關節內。類固醇劑非常有效，但若注射頻繁，有破壞軟骨的危險，因此2週注射1次，而且只能在短時間內利用。

此外，膝關節內翻（O型腳）的情況，可以藉著實踐篇所介紹的腳底道具，或是支撐膝的特殊護膝來固定膝、減輕疼痛。

進行以上的療法後，若症狀仍未減輕，就要考慮動手術了。

隨原因的不同，使用的方法當然有所不同。如果是滑膜發炎症狀嚴重，就使用滑膜切除術；如果O型腳化嚴重，就要切除一部分脛骨，以使關節筆直相連（脛骨高位骨切術）。

此外，最近也可以進行以人工膝關節替換疼痛關節的手術。

●日常生活注意事項

首先要消除肥胖。輕微的膝痛只要減肥就可以治癒。相反的，如果太肥胖，任何治療都無效。不要使膝受涼，要避免伸屈膝的動作，可利用沙發或床等將生活方式西化。總之，要使用西式馬桶。為了緩和疼痛，要保持每天做大腿體操的習慣。

帶有支柱使膝固定的護膝

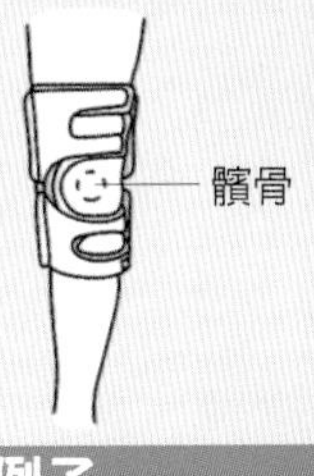

在膝內側安裝人工關節

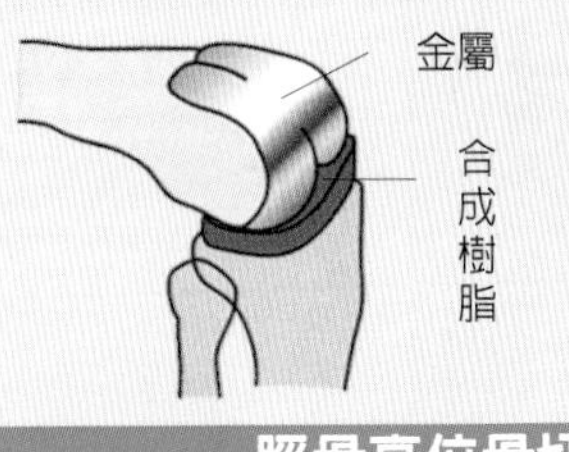

脛骨高位骨切術的例子

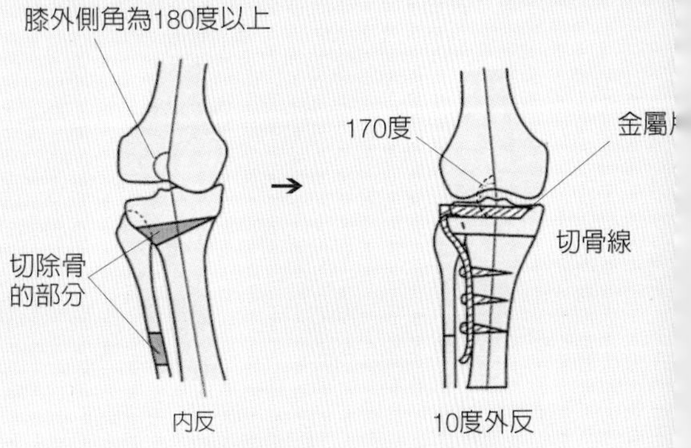

切除脛骨外側，治療O型腳。

2 風濕

從原因不明的關節疼痛、僵硬開始

全身性的疾病，包括「慢性關節風濕」。

風濕主要是關節滑膜慢性發炎引起的。男女為1比4，以女性較多見。其原因不明，據推測可能是免疫構造異常，導致發炎持續進行而慢性化。

其症狀首先是原因不明的疼痛和僵硬，接著滑膜明顯發炎，然後就是關節疼痛、腫脹、有熱感等。最初是出現在膝和手肘的關節，因此經常會被誤以為是變形性膝關節症。這兩者的差距在於，變形性膝關節症一般是出現在單膝，最多也是兩膝，但風濕則是全身關節都可能會出現。

此外，因為是全身性的疾病，因此不僅是關節，連心臟、肺、血管都會出現多樣化的症狀。

風濕引起的關節炎，首先是關節包裡面的滑膜會發炎。滑膜在健康狀態時會製造關節液，具有排出老廢物的作用。

但一旦出現發炎症狀，各種酵素由滑膜釋放出來，會破壞骨及軟骨。這個階段就是風濕的急性期，疼痛和腫脹非常嚴重。

當發炎症狀反覆出現，關節的破壞也持續進行，接著骨與骨沾黏、變硬。這時關節失去作用，無法屈伸。相反的，軟骨與骨則嚴重溶解，朝各方向鬆動，形成不穩定的關節。

治療的基本是藥物和復健

治療風濕，首先要抑制早期發現的滑膜發炎症狀，要保留住遭到破壞的關節的機能，因此，是以藥物療法和復健為主。

藥物療法是以能抑制關節疼痛和發炎的消炎鎮痛劑，以及調整免疫異常的調整劑為主。培尼皮質醇等類固醇劑只是暫時有效，因其副作用很強，必須限定使用方式。

藥物通常要持續服用一生。此外，為了防止關節的拘縮以及肌肉的衰弱，運動療法也是不可或缺的。如果關節無法復原，可以使用人工關節。

日常生活上的三惡是過度疲勞、睡眠不足以及感冒。

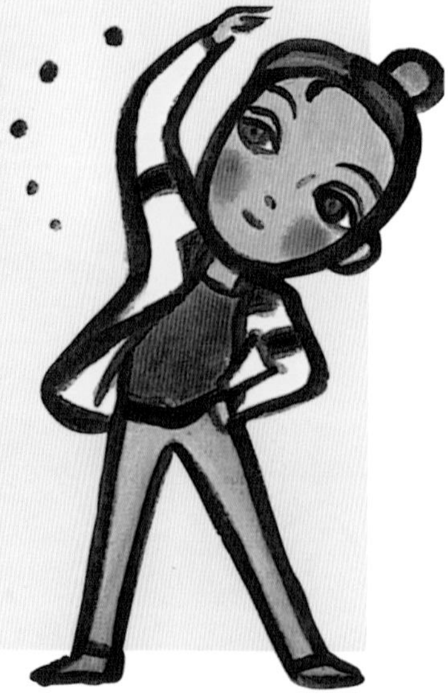

運動傷害最多見的是「半月板斷裂」

膝關節必須支撐全部體重，進行複雜動作，由於無覆蓋在外部的肌肉保護，因此容易受到外傷。劇烈運動尤其是使膝受損的重要原因。

真正嚴重到必須住院且最常見的，就是半月板的損傷。

半月板是在大腿部與脛骨之間楔形的軟（參考79頁），可以分散加諸於膝關節的壓力，同時具有緩衝作用。

半月板從上面看時，形成8字形，膝內側半月板的損傷以3：1的比例，較常發生。

這與半月板的功能有關。半月板配合膝的屈伸運動，在狹窄的範圍內活動，活動的方向則是活動較小的內側半月板。因此，如果勉強活動膝，活動較小的內側半月板被夾住，就可能引起損傷。

損傷的原因，可能是因為半月板突然斷裂。疲勞骨折等勉強活動導致小的皸裂不斷出現，最後引起半月板斷裂。

症狀

斷裂的半月板會引起疼痛，通常是在彎曲腳、做扭轉運動或下樓梯時容易疼痛。除了這些疼痛之外，還有以下三種特徵。

①鎖定

斷裂的半月板一端夾在關節之間，

半月板斷裂情形

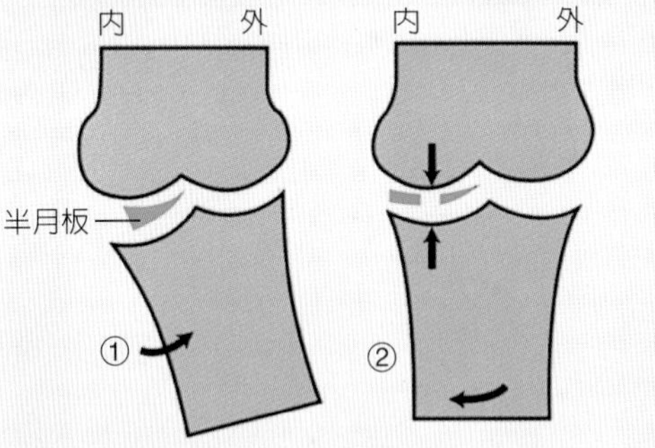

①屈膝勉強朝外側扭轉時，半月板朝中心部推出。②伸直膝時，半月板被夾住，引起損傷。

半月板損傷種類

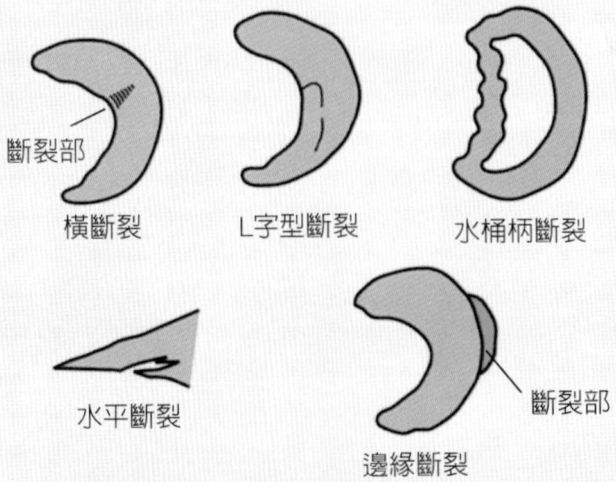

限制膝的活動。通常伸直膝時會感到困難。反覆出現半月板損傷時，發生率更高。

②膝崩塌

走路時或下樓梯時，突然膝無力，發生膝崩塌的症狀。除了半月板損傷之外，變形性膝關節症或膝蓋軟骨軟化症也會有同樣症狀。

③受阻現象

膝彎曲到某種程度時，突然產生一種受阻和限制的感覺，必須繼續用力使其活動。當事人可能會產生「覺得膝好像無法轉動」，或是「轉動時有振動感」。

以上三點雖然不是只有在半月板斷裂時會出現的症狀，但如果三點齊備，應該就沒錯了。此外，半月板斷裂拖的時間太久，則膝會積水，股四頭肌消瘦，大腿前面隨之變細。

治療

半月板斷裂很難靠自己的力量復原，但要是運氣好，斷裂部有血管通過，則斷裂的半月板能回到原來的位置，大約固定三週左右就能治癒。

如果引起鎖定狀況，可在24小時內接受整復術（恢復原來位置的手術）。經過以上情況，半月板彈性降低，很難回到原來的位置。

整復術是由專家拉扯腳，需要特別的手技，通常不麻醉。

即使並未鎖定，但疼痛如果時好時壞，有慢性化的情形，就要溫熱膝、進行股四頭肌運動或注射等，觀察狀況。要是出現反覆鎖定和損傷的情況，就要動手術切除斷裂的半月板。

放任不管會造成變形性膝關節症的「韌帶損傷」

韌帶是連接骨與骨、使關節穩定的筋。

膝有4條粗的韌帶（參考79頁）。韌帶之所以損傷，大都是因為運動受傷而造成的，也有可能因為交通事故而引起，這時半月板也可能一起受損。

放任不管的話，會造成膝的不穩定和疼痛，將來有可能出現變形性膝關節症。

前十字韌帶損傷

這是運動引起的膝損傷中，最具特性的傷害。韌帶損傷中，大約四分之三都是前十字韌帶損傷，以女子較多見。體操、籃球、羽毛球、滑雪、橄欖球、柔道等運動，更容易引發這種傷害。

前十字韌帶在膝的中央，具有使小腿骨往前挪移、避免扭轉的作用。

當前十字韌帶斷裂時，會覺得「膝好像無力」、「膝好像脫落了」，出現膝的不安定症狀。此外，膝腫脹、關節中有血液積存，這種受傷80％以上都會合併半月板的損傷出現。

這對普通生活沒有阻礙，但愛好運動的人，會因為對膝有不安感，因而無法滿足地運動，這時可以考慮施行韌帶移植手術。如果是職業選手，就要立刻動手術。

內側副韌帶損傷

因為滑雪等運動膝受傷，首先要考慮可能是這種韌帶受傷。滑雪時蛇行滑降，會在扭轉膝時造成損傷。

側副韌帶具有控制膝朝側面挪移的作用，而固定膝內側的則是內側副韌帶，幾乎不須動手術就能痊癒，但是有時必須打石膏或動手術。此外，還有外側副韌帶損傷、後十字韌帶損傷，不過很少發生。

喜愛運動者應注意的「使用過度症候群」

因為運動，長時間持續對同一個部位形成負擔，引起的症狀稱為「使用過度症候群」。

與膝有關的是「跳躍膝」、「關節鼠」、「膝蓋軟骨軟化症」等，較常發生在10歲層到30歲層的愛好運動者，沒有男女之別。以下對此一一加以解說。

慢跑或跳躍運動容易引起的「跳躍膝」

運動動作通常都會對膝造成過重的負擔，而像打籃球或羽毛球等頻頻跳躍的運動，或是慢跑，還會對髕骨下方的腱（髕腱）或大腿肌肉（股四頭肌）造成極大的負擔。

結果，導致髕腱損傷、發炎，就造成「跳躍膝」。

症狀

髕骨下端疼痛，初期是在運動後疼痛，但漸漸地在運動中就覺得疼痛，最後會因疼痛而無法運動。

治療

首先要立刻中止踢、跳躍、跑等對膝會造成負擔的動作，然後要長期持續溫熱療法（用熱毛巾進行溫濕布療法或使用熱敷墊），同時要服用鎮痛劑和消炎劑。

使用以上方法後，如果仍然覺得膝痛，就必須動手術。

預防方法是，平常就要做股四頭肌的伸展運動。

跳躍膝的發炎部位

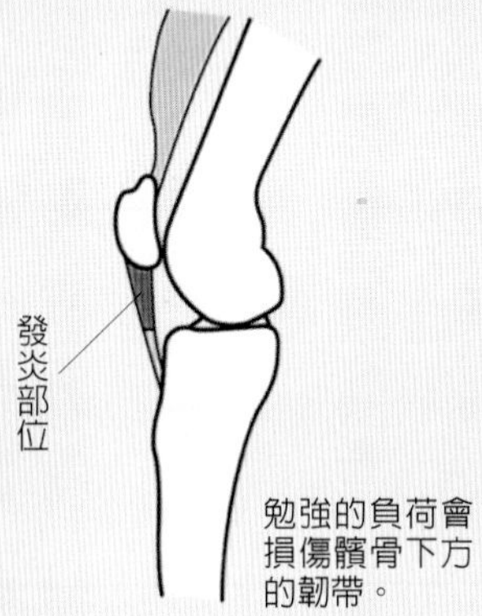

軟骨脫落疼痛的「關節鼠」

加諸關節的壓力、肌肉的拉力，以及因為運動過於使用關節，而使得膝關節的

離斷性軟骨炎與關節鼠的發生情形

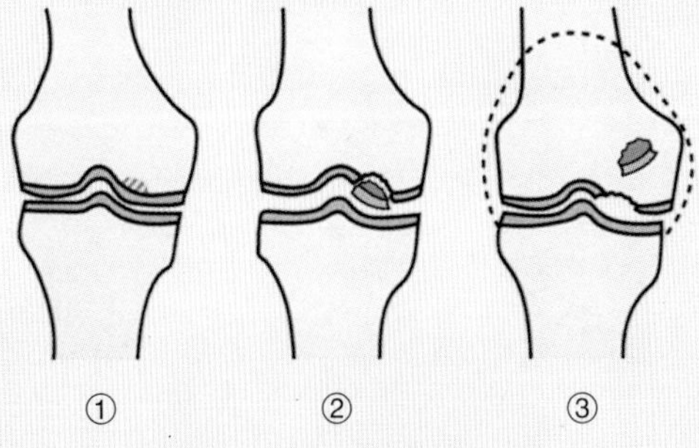

①軟骨出現問題，②軟骨脫離骨，③形成在關節包中自在浮游的關節鼠的狀態。

軟骨部分脫落，引起「離斷性骨軟骨炎」，容易出現在股骨內側。最初軟骨看起來好像浮上來似的，然後形成破片，在關節中移動，這種狀態就稱為「關節鼠」。

症狀

如果骨片還沒有脫落，運動後疼痛、肌肉痛、腫脹等是主要症狀。出現關節鼠的症狀時，骨片夾在關節內，會引起劇痛，運動受到限制，也會積水。

治療

要是骨片還沒脫落，就要輕微屈膝、打石膏，固定6個月左右就能完全痊癒。

要是骨片脫落，就用關節鏡取出骨片，或是動手術去除。

膝蓋軟骨軟化症的進行方式

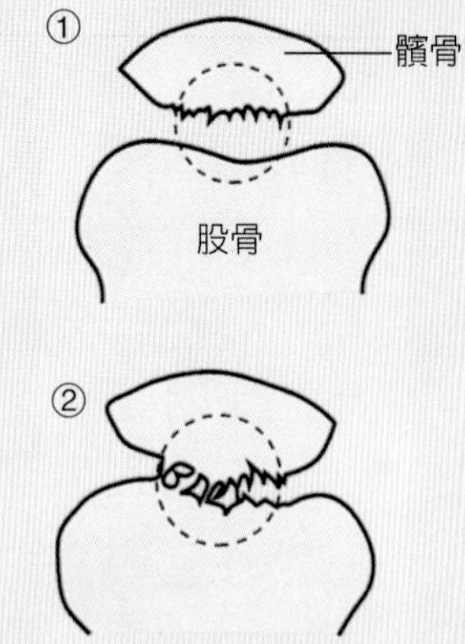

①首先是髕骨的軟骨出現毛刺，②接著股骨與髕骨兩者都變形。

年輕女性較多見的「膝蓋軟骨軟化症」

髕骨關節面的軟骨軟化、變形，而引起疼痛的狀態，稱為「膝蓋軟骨軟化症」。外傷或使用過度時，會引起疼痛，為什麼會這樣，真正原因不明。其以年輕女性較多見，可能是軟骨營養不良造成的。或許是因為髕骨發生小的皸裂，營養難以送達，因此導致軟骨軟化。

最近以年輕人較多見，有可能是因為生活方式歐美化、正坐等深屈膝的機會減少，使得軟骨的營養狀態（軟骨會隨著膝關節的活動，進行營養的攝取和排出）惡化，而引起變性。

變性症狀是：①軟骨表面形成龜裂，②軟骨與骨分離，③分離面擴大，④軟骨與股骨關節面產生糜爛。

症狀

在初期，坐著或下樓梯時產生不快感，膝無法用力，發出咯咭咯咭的聲音。髕骨朝向股骨擠壓時，會產生疼痛感。

治療

以膝關節的靜養為主要條件。O型膝程度強烈的話，要使用腳底道具（參考48～49頁）等來矯正。還可以注射類固醇劑、局部麻醉劑，如果症狀仍然無法減輕，就要動手術。

按壓時疼痛的膝周邊疾病

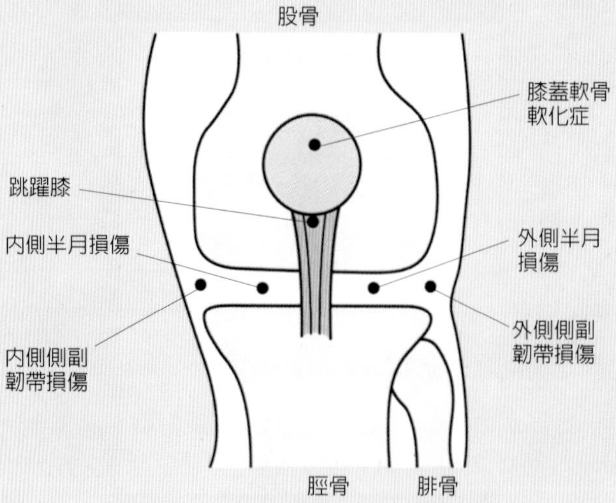

正確掌握原因的膝最新診斷法

問診、視診結束後，首先要看看關節的活動

要診斷膝究竟受到什麼樣的傷害，首先要經由問診聽取大致狀態，再經由視診觀察整個腳的外觀，然後再進行關節運動的測定。

膝的問題大多是關節活動受到限制。首先，要以屈伸運動為主，測量膝的可動範圍。測量方法是先用自己的力量將膝伸直再彎曲，正常活動範圍是彎曲到130度，或是多10度的過伸展。此外，還要經由患者的主訴，來測量膝的扭轉運動，以及體重加諸於膝時的膝活動情形。

活動膝而發現損傷部位的「徒手測驗」

徒手測驗的開始是肌力測驗。用手給股四頭肌、小腿三頭肌等與膝活動有關的肌肉抵抗感，觀察其力量。

而如果懷疑韌帶或半月板有損傷，則要進行特殊的徒手測驗。

半月板損傷的測驗，一般而言是使用馬克馬雷測驗與亞普雷測驗。

馬克馬雷測驗是旋轉下肢，亞普雷測驗則是利用下肢壓迫膝，藉其反應來分辨損傷部位是在半月板內側還是外側。

韌帶損傷的測驗則是進行前方引出測驗（前十字韌帶）、後方引出測驗（後十字韌帶）、側方動搖測驗（側副韌帶）等，由膝的動搖情形來判斷膝的損傷韌帶。

馬克馬雷測驗

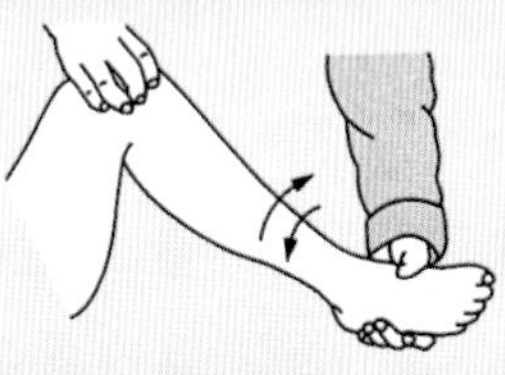

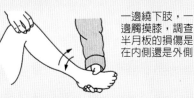

一邊繞下肢，一邊觸摸膝，調查半月板的損傷是在內側還是外側

亞普雷測驗

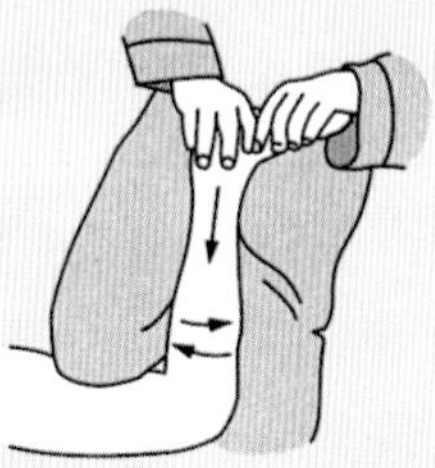

一邊壓迫膝，同時朝左右扭轉，觀察半月板的損傷。

前方引出測驗

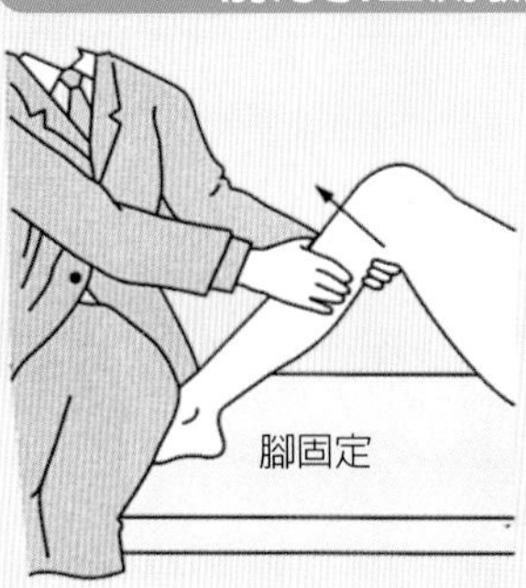

如果下肢朝前方突出，表示前十字韌帶斷裂

觀察骨的變形與位置異常的「X光攝影」

繼徒手測驗之後，幾乎都會進行X光攝影。

X光要從膝的正面和側面拍攝，主要是從骨的位置和形態來調查骨折的有無、變形的程度、脫臼的有無等，稱為單純X光攝影。

X光沒有辦法觀察到韌帶等軟部組織，但給予膝負荷（壓力），即可從骨的位置找出傷害部位。

例如，如果疑似防止膝朝側面移動的側副韌帶斷裂的話，則將膝推向側面（給予壓力），然後再拍X光片，就會發現損傷側的膝關節會大幅張開，由其狀態就可知道異常。變形性膝關節症則是對疼痛側的腳加諸體重，進行攝影，會清楚拍到O型腳化的照片。

這種方式稱為壓力攝影，在進行韌帶損傷或變形性膝關節症等各種傷害調查時，可以應用。

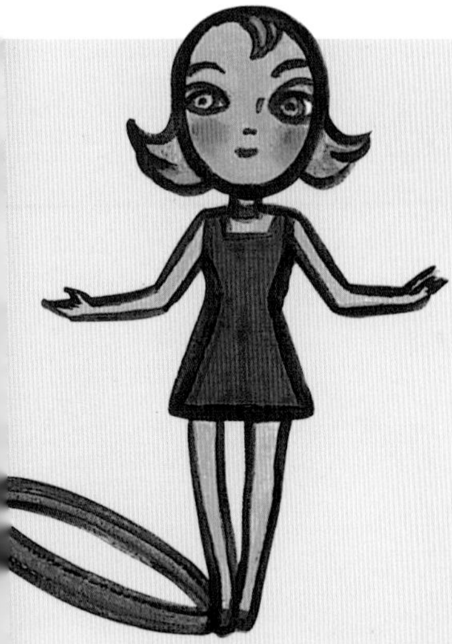

壓力攝影

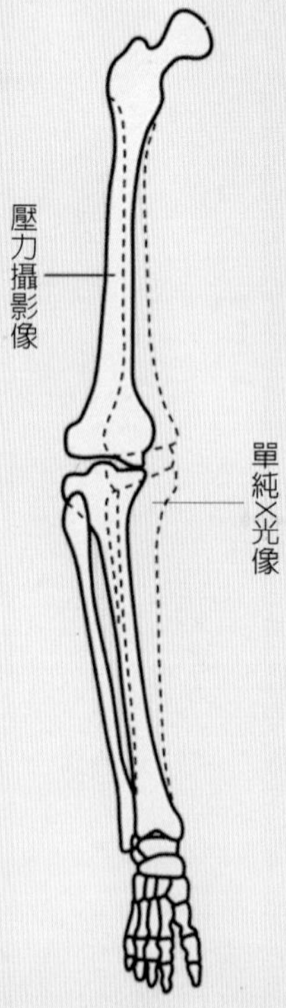

單純X光像與壓力攝影像重疊時，藉著負荷（壓力），可以發現內翻（O型腳）程度增強。

環切身體進行攝影，調查骨和韌帶的「MRI」

MRI（磁氣共鳴畫像）是使用大磁氣，將身體組織環切、縱切，從特定方向拍攝畫像，調查骨、軟骨、韌帶、半月板、肌肉等情形的檢查。

其與X光攝影或CT斷層掃描的不同，就在於不必擔心會暴露在放射線中，而且不會疼痛，是非常方便的檢查法。

其對半月板損傷的有無，可以得到非常高的準確性，對韌帶損傷而言也是如此。

正確掌握軟部組織異常的「關節造影法」

軟骨、關節包或半月板等軟部組織，因為X光拍不到，所以這些部位疑似異常時，要先在關節中注入①空氣，或②空氣與造影劑，再進行X光攝影。

為了注入空氣或造影劑，必須使用較粗的針穿刺體內，會產生一些疼痛感，但只要肌肉不用力，就能減輕疼痛。若是肌肉用力，關節腔狹窄，就會更痛。注入之後，膝會有稍微腫脹感。

然後活動膝，讓造影劑完全到達關節內，再照X光片。最近主要被MRI所取代。

觀察與治療併行的「膝關節鏡」

如果經過以上的檢查還不夠，或是想要知道更詳細的傷害狀態時，可以利用膝關節鏡。

在關節中刺入細圓筒形的直視鏡（直徑2～3㎜），用光纖維照射光直接觀察內部情形。

如果用來檢查變形性膝關節症，就可以知道軟骨的變化情況。

檢查時，為了插入關節鏡，必須切開6㎜左右，可以當成是小規模的手術。

切開膝，利用生理食鹽水等擴張關節，刺入關節鏡，觀察內部。

這時不僅只是檢查，還可以一邊拍照，同時切取一部分滑膜來檢查。

此外，也可以切除軟骨的破片（關節鼠）、切除半月板的病變部，就像動手術一樣。

檢查結束後，用生理食鹽水充分洗淨關節，用1～2針縫合，全部所需時間為50～60分鐘左右。在關節中動手術，絕對不會讓關節變大。可以一邊觀察關節，一邊進行手術。

刺入膝關節鏡的部位

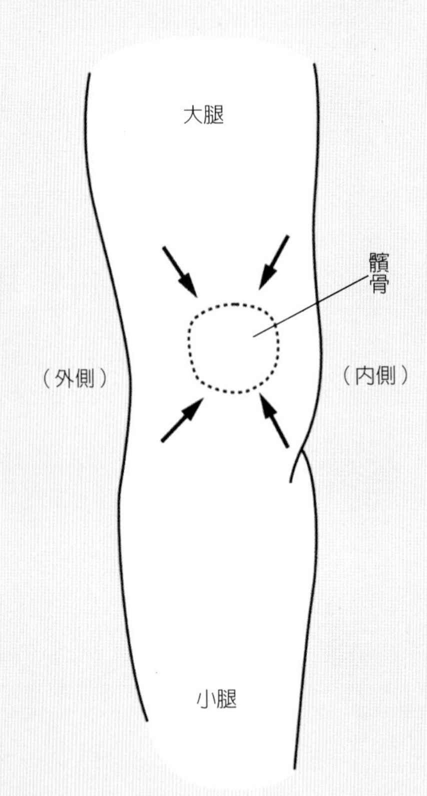

有時要使用「CT電腦斷層掃描」等

最近特別是檢查外傷時，會使用CT電腦斷層掃描。CT電腦斷層掃描是將膝從環切方向拍照，比起X光，更能得到清晰的影像。

如果關節內發炎，也可以進行關節液的檢查。

特殊例子則是骨腫瘤或骨折的檢查，可以採膝關節閃爍法檢查（將放射性同位元素集中於病變部的檢查）。

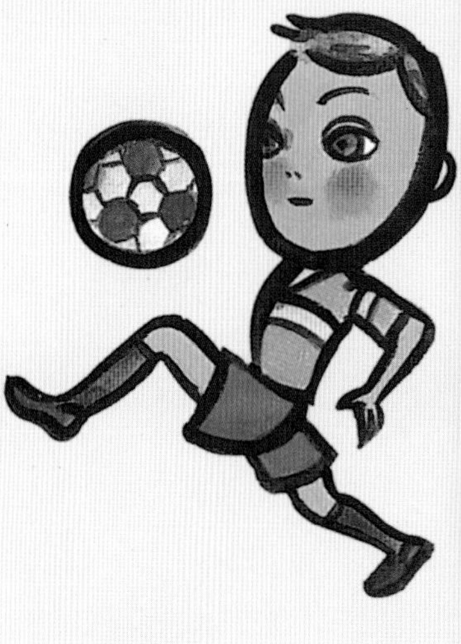

腳疼痛的治療

因為鞋子造成腳痛急增

這兒所指的「腳」，是指腳踝以下的部分，以大小26個骨組合起來，由肌肉與韌帶相連。

從支撐體重走路這點來看，說明了腳與膝背負著同樣的負荷。但腳不會像膝一樣，因為老化而引起腳踝（腳關節）的變形。其理由是：

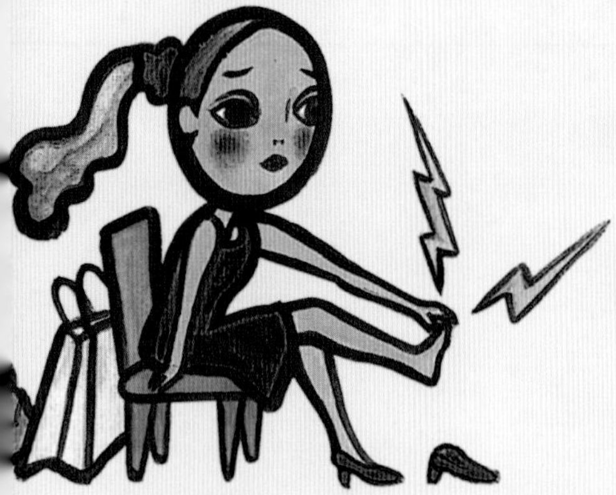

①腳踝的活動範圍不像膝那麼廣泛，②並沒有如膝關節般容易受到損傷的部分。

但取而代之的，則是很容易受到外傷，扭傷正是其中之一。而因為鞋子引起毛病的情形，最近也在顯著增加中。

我國與歐美相比，穿鞋歷史尚淺，鞋子並未充分完成，而一般人對鞋子會造成的傷害也認識尚淺。腳的毛病中，光是磨破腳就會步行困難，而有時因為骨的變形，別說是走路，連鞋子都不能穿。

在歐美，很多人有腳的毛病，甚至有以腳病醫師這種以腳為專門科目的醫師。國內也有這種傾向。為了避免腳的疾病增加，一定要十分注意。

穿不合腳的鞋引起的「拇趾外翻」

最近因為腳的問題而到醫院的人當中，大都是「拇趾外翻」患者。

拇趾外翻是指腳的拇趾朝小指側大幅彎曲，拇趾根部骨突出的變形症狀。這部分受鞋子壓迫，而產生疼痛腫脹，疼痛甚至會傳到頭。

嚴重時，不能穿鞋、不能走路，而且會引起腰痛、肩膀痠痛或膝關節障礙等各種疾病。

拇趾外翻最大的原因之一，就是選鞋錯誤。長年穿橫輻較窄、鞋跟較高的鞋子，會壓迫腳，引起這種毛病，出現

拇趾外翻

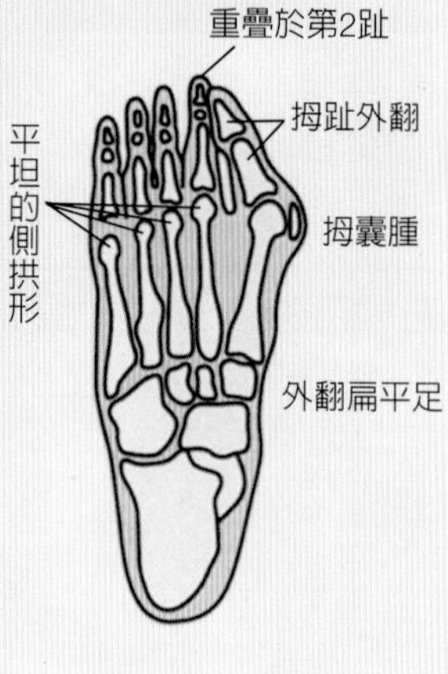

各種症狀。

防止拇趾外翻，首先要選合腳的鞋。

本來不穿鞋、赤腳或穿草鞋、木屐是最好的，但實際上做不到。可以參考前面的選鞋方法，選擇不會壓迫腳的鞋子。平常就要養成不同場合穿不同鞋的習慣，這也是防止拇趾外翻的秘訣。

高跟鞋只能夠在短時間內穿，如果可以，替換為容易走路的休閒鞋，就不會長時間增加對腳的負擔。

已經出現拇趾外翻的人，要極力脫鞋，讓腳從鞋的壓迫中解放出來，或利用矯正器具等去除疼痛。

最近市面上販售很多夾在腳趾間能緩和疼痛的商品，也可以多多利用。

在歐美已經進行過各種手術，在國內像歐美一樣動手術的症例較少，大多是利用器具、體操療法、消炎劑來去除疼痛。

容易損傷外側的腳的「扭傷」

腳踝「扭傷」最多的情形是，在腳跟往上抬（底屈位）狀態下，腳朝內側強力彎曲，腳踝外側韌帶勉強受到拉扯，而引起傷害。這是因為當腳趾伸直，腳踝形成最不穩定狀態，因此容易朝內側彎曲。

症狀依扭傷程度的不同而不同，包括韌帶只是輕微斷裂的輕症，或韌帶及附著部的骨片脫落的重症。

治療

若為急性期，患部要靜養、冷卻，同時將腳抬高，保持這種狀態最重要。這對於日後是否能治癒，有很大的影響。

為了靜養，首先要用彈性繃帶，固定整個腳踝。不僅只是腳踝，從腳跟附近到小腿肚中央附近，都要綁繃帶。不可綁太緊，但須給予壓迫才能防止出血、腫脹。

扭傷的腳用塑膠袋蓋住，然後浸泡在裝有冰水的水桶，或是放在自來水龍頭下沖洗15～20分鐘，充分冷卻。再將腳抬到比心臟高的位置，每隔2～3小時就要冷敷。這些都是防止出血和腫脹的處置，要持續1～2天。

過了2～3天，要開始熱敷患部、做運動。依重症度的不同，治療方法也有所不同，必須由醫師診斷。

扭傷

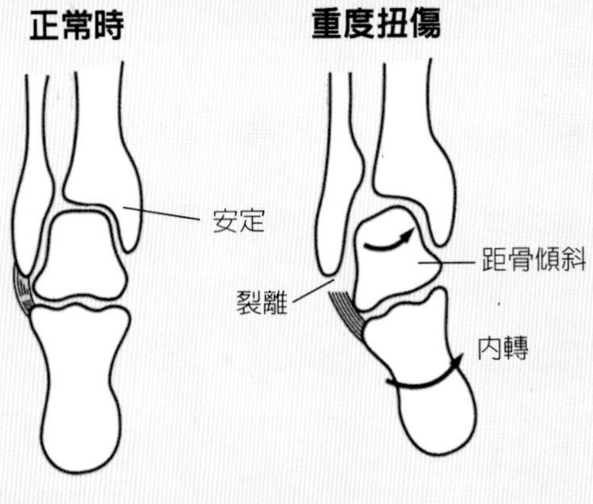

痛到無法走路的「長繭」與「雞眼」

很多人認為長繭和雞眼並不是疾病，但是它的確是會讓人痛到無法走路的疾病。